DIETA PER POLIMIALGIA REUMATICA PER PRINCIPIANTI 2024

Una guida completa alla gestione delle malattie infiammatorie con ricette, programmi di pasto e consigli sullo stile di vita per gestire e invertire i sintomi

La dottoressa Sarah Matthews

1

Una sentita nota di gratitudine

Caro lettore,

Grazie per aver scelto di intraprendere questo viaggio verso una salute migliore con la "Dieta per principianti della polimialgia reumatica". La tua decisione di conoscere e adottare cambiamenti nella dieta e nello stile di vita per gestire la polimialgia reumatica è una testimonianza del tuo impegno nel migliorare il tuo benessere.

Sono profondamente grato per la vostra fiducia e disponibilità ad esplorare il potere di trasformazione della nutrizione e delle pratiche di salute olistica. Questo libro è un lavoro d'amore, nato dalla mia passione nell'aiutare le persone a trovare sollievo dai sintomi debilitanti della PMR attraverso metodi naturali e sostenibili.

Il tuo tempo è prezioso e sono onorato che tu abbia scelto di spenderlo imparando da questa guida. Spero che le informazioni, le ricette e le strategie fornite in queste pagine ti consentiranno di prendere il controllo della tua salute e vivere una vita piena di vitalità e gioia.

Tieni presente che non sei solo in questo viaggio. C'è una comunità di supporto e risorse a tua disposizione e io sono qui per guidarti in ogni fase del percorso.

Con un ringraziamento di cuore,

La dottoressa Sarah Matthews.

Copyright © 2024 della Dott.ssa Sarah Matthews

Tutti i diritti riservati.

SOMMARIO

Prefazione

- o   Liste della spesa
- o   Suggerimenti per la preparazione e la cottura dei pasti

6. **Ricette**

- o   **Colazione**
    - Frullati antinfiammatori
    - Abbondanti colazioni integrali
- o   **Pranzo**
    - Insalate nutrienti
    - Zuppe e stufati soddisfacenti
- o   **Cena**
    - Piatti proteici magri e verdure
    - Ciotole di cereali sani
- o   **Snack e dessert**
    - Snack antinfiammatori
    - Dolci salutari

7. **Cambiamenti nello stile di vita per supportare la dieta**

- o   L'importanza dell'attività fisica
- o   Tecniche di gestione dello stress
- o   Suggerimenti per il sonno e il recupero

8. **Integratori e terapie alternative**

- o   Supplementi benefici
- o   Approcci di medicina integrativa
- o   Rimedi erboristici e loro usi

9. **Gestire le riacutizzazioni e monitorare i progressi**

    o   Identificazione e gestione delle riacutizzazioni

    o   Tenere un diario degli alimenti e dei sintomi

    o   Modificare la dieta nel tempo

10. **Storie e testimonianze di vita reale**

    o   Casi di studio di successo

    o   Conti personali dell'impatto dietetico

11. **Risorse e supporto**

    o   Lettura consigliata e siti web

    o   Gruppi di supporto e comunità online

    o   Aiuto e consulenza professionale

12. **Conclusione**

    o   Riepilogo dei punti chiave

    o   Incoraggiamento e passi successivi

13. **Appendici**

    o   Glossario di termini

    o   Grafici di conversione e guide alle misurazioni

    o   Riferimenti e ulteriori letture

Dieta per polimialgia reumatica per principianti 2024

<u>Prefazione</u>

Nella categoria delle malattie autoimmuni, la polimialgia reumatica (PMR) presenta sfide uniche sia per i pazienti che per gli operatori sanitari. Come reumatologo con anni di esperienza nel trattamento di soggetti affetti da PMR, ho assistito in prima persona agli effetti debilitanti di questa condizione sulla vita dei miei pazienti.

La polimialgia reumatica è caratterizzata da dolore muscolare diffuso, rigidità e infiammazione, che spesso portano a una significativa compromissione della mobilità e della qualità della vita. Sebbene i trattamenti convenzionali come i corticosteroidi possano fornire un sollievo temporaneo, possono anche comportare effetti collaterali indesiderati e non riuscire ad affrontare i fattori sottostanti che guidano la malattia.

Negli ultimi anni, c'è stato un crescente interesse per il ruolo delle modifiche della dieta e dello stile di vita nella gestione di condizioni autoimmuni come la PMR. Poiché la nostra comprensione della complessa interazione tra infiammazione, immunità e nutrizione continua ad evolversi, diventa sempre più evidente che gli interventi dietetici possono svolgere un ruolo fondamentale nel modulare l'attività della malattia e nel migliorare i risultati per gli individui affetti da PMR.

In questo libro innovativo, la Dott.ssa Sarah Matthews fa luce sulla connessione critica tra dieta e polimialgia reumatica, offrendo ai lettori una guida completa per orientarsi nel panorama alimentare delle malattie autoimmuni. Basandosi sulla sua vasta esperienza nella scienza della nutrizione e nei disturbi autoimmuni, la Dott.ssa Matthews fornisce preziose informazioni sui percorsi infiammatori implicati nella PMR e su come le strategie dietetiche mirate possono aiutare a mitigare i sintomi e migliorare il benessere generale.

Attraverso una ricerca meticolosa, consigli pratici e deliziose ricette, il Dr. Matthews consente ai lettori di prendersi cura della propria salute e intraprendere un viaggio verso la guarigione e la vitalità. Che ti sia stata appena diagnosticata la PMR o che tu conviva con questa condizione da anni, questo libro funge da faro di speranza e da tabella di marcia verso un futuro più luminoso e più sano.

Sono onorato di sostenere questo lavoro di trasformazione e di elogiare la Dott.ssa Matthews per la sua dedizione al progresso nel campo della nutrizione autoimmune. Possa questo libro servire da luce guida per tutti coloro che cercano sollievo dal peso della polimialgia reumatica.

Cordiali saluti,

[Dott. James Thompson, MD, reumatologo]

Circa l'autore

La dottoressa Sarah Matthews è un illustre nutrizionista, educatore sanitario e sostenitore del benessere autoimmune. Con oltre 15 anni di esperienza nel campo delle scienze della nutrizione, il Dr. Matthews si dedica ad aiutare le persone a raggiungere una salute ottimale attraverso interventi dietetici basati sull'evidenza e modifiche dello stile di vita.

Il dottor Matthews ha conseguito un dottorato di ricerca. in Scienze della Nutrizione ed è uno specialista certificato in malattie autoimmuni e disturbi infiammatori. La sua passione per la nutrizione autoimmune deriva da esperienze personali e professionali, poiché è stata testimone del profondo impatto che la dieta può avere su condizioni autoimmuni come la polimialgia reumatica (PMR).

Nel corso della sua carriera, la Dott.ssa Matthews ha condotto ricerche approfondite sul ruolo della nutrizione nella gestione delle condizioni infiammatorie croniche, inclusa la PMR. Il suo lavoro è stato pubblicato su importanti riviste scientifiche e ha contribuito al crescente corpus di conoscenze sulla nutrizione autoimmune.

In qualità di relatrice ed educatrice ricercata, la Dott.ssa Matthews si impegna a condividere la sua esperienza con individui e operatori sanitari. Conduce regolarmente workshop, seminari e corsi online su argomenti relativi al benessere autoimmune, consentendo agli altri di assumere il controllo della propria salute e del proprio benessere.

Spinto da un profondo senso di compassione e dal desiderio di fare la differenza, il dottor Matthews si dedica a fornire guida pratica e supporto alle persone che vivono con condizioni autoimmuni. Attraverso il suo approccio globale alla nutrizione e al benessere, mira a ispirare e consentire agli altri di vivere una vita più sana e felice.

INTRODUZIONE

Benvenuti nel viaggio alla scoperta e all'empowerment nella gestione della polimialgia reumatica (PMR) attraverso il potere trasformativo della nutrizione. In queste pagine ci imbarchiamo in un'esplorazione completa di come le scelte dietetiche possono avere un impatto profondo sul decorso della PMR, offrendo speranza, sollievo e un percorso per riconquistare il benessere.

Il paesaggio della polimialgia reumatica

Immagina questo: ti svegli una mattina e il semplice atto di alzarti dal letto sembra una sfida insormontabile. I muscoli ti fanno male, le articolazioni sono rigide e ogni movimento è accompagnato da un'ondata di disagio. Questa è la realtà per milioni di individui in tutto il mondo che sono alle prese con gli effetti debilitanti della PMR. Eppure, in mezzo al dolore e all'incertezza, c'è un barlume di speranza: il potenziale per sfruttare il potere curativo della nutrizione.

Esplorare le complessità della PMR

La PMR è una malattia autoimmune complessa che si manifesta come un'infiammazione diffusa nei muscoli e nelle articolazioni, causando dolore, rigidità e ridotta mobilità. Sebbene i trattamenti convenzionali come i corticosteroidi possano fornire sollievo sintomatico, spesso comportano una serie di effetti collaterali e non riescono ad affrontare la causa principale della condizione. Pertanto, esiste un urgente bisogno di approcci alternativi che offrano soluzioni sostenibili per la gestione della PMR.

Il ruolo della nutrizione nella gestione della PMR

Entra nel regno della medicina nutrizionale, un regno in cui il cibo non è solo sostentamento ma anche medicina. La ricerca ha dimostrato che alcuni modelli dietetici e cibi ricchi di nutrienti possiedono proprietà antinfiammatorie, che possono aiutare ad alleviare i sintomi associati a

9

condizioni autoimmuni come la PMR. Sfruttando il potere della nutrizione, le persone affette da PMR hanno l'opportunità di ottimizzare la propria salute, migliorare la qualità della vita e intraprendere un viaggio verso il benessere.

Potenziarti durante il tuo viaggio

In questo libro approfondiamo l'intricata interazione tra dieta e PMR, esplorando la scienza alla base dell'infiammazione, identificando le principali strategie dietetiche per la gestione dei sintomi e fornendo strumenti pratici e risorse per supportare il tuo percorso. Dalla comprensione delle basi della PMR all'implementazione di piani alimentari personalizzati e modifiche dello stile di vita, ogni capitolo è progettato per fornirti le conoscenze e la sicurezza necessarie per prenderti cura della tua salute e del tuo benessere.

Mentre intraprendiamo questo viaggio insieme, ti invito ad avvicinarti a queste pagine con una mente aperta e con la volontà di abbracciare il cambiamento. Abbracciando il potere della nutrizione e adottando un atteggiamento proattivo nei confronti della tua salute, hai il potenziale per riscrivere la narrazione del tuo viaggio nella PMR. Quindi tuffiamoci, armiamoci di conoscenza e apriamo la strada verso un futuro più luminoso e più sano.

CAPITOLO 1

> *COS'È LA POLIMIALGIA REUMATICA?*

La polimialgia reumatica (PMR) rappresenta un enigma sconcertante nel regno delle malattie autoimmuni. Sebbene condivida somiglianze con altre condizioni reumatiche, la PMR possiede caratteristiche distintive che la distinguono. Comprendere la natura della PMR è il primo passo per gestire efficacemente i suoi sintomi e riprendere il controllo sulla propria salute.

La PMR si manifesta come una malattia infiammatoria cronica che colpisce principalmente gli individui di età superiore ai 50 anni, con una prevalenza maggiore tra le donne. I sintomi caratteristici della PMR comprendono dolore muscolare diffuso, rigidità e dolorabilità, in particolare nelle spalle, nel collo, nei fianchi e nelle cosce. Questi sintomi spesso si presentano simmetricamente e possono compromettere significativamente la mobilità e il funzionamento quotidiano.

Diagnosi e diagnosi differenziale

Diagnosticare la PMR può essere un'impresa impegnativa, poiché i suoi sintomi si sovrappongono a quelli di altre condizioni reumatiche, come l'artrite reumatoide e la fibromialgia. Gli operatori sanitari si affidano a una combinazione di valutazione clinica, test di laboratorio e studi di imaging per confermare una diagnosi di PMR e differenziarla da altre condizioni simili.

Il ruolo del sistema immunitario nella PMR

Centrale nella patogenesi della PMR è una risposta immunitaria aberrante, caratterizzata da una disregolazione delle vie infiammatorie del corpo. Sebbene il fattore scatenante preciso di questa disfunzione immunitaria rimanga sfuggente, si ritiene che la predisposizione genetica, i fattori ambientali e le alterazioni della funzione immunitaria svolgano tutti un ruolo nella predisposizione degli individui alla PMR.

L'importanza della diagnosi precoce e del trattamento

La diagnosi precoce della PMR è fondamentale per avviare un trattamento tempestivo e prevenire le complicanze. Se non trattata, la PMR può portare a un significativo deterioramento funzionale e avere un impatto negativo sulla qualità della vita. I corticosteroidi sono il cardine del trattamento per la PMR, fornendo sollievo sintomatico sopprimendo l'infiammazione. Tuttavia, l'uso di steroidi a lungo termine può essere associato a effetti avversi, sottolineando la necessità di approcci terapeutici alternativi.

Mentre ci imbarchiamo in questo viaggio per svelare i misteri della PMR, è fondamentale affrontare questa condizione con curiosità, compassione e determinazione. Approfondendo le complessità della PMR e acquisendo una comprensione più profonda dei suoi meccanismi sottostanti, possiamo aprire la strada a trattamenti più efficaci, risultati migliori e un futuro più luminoso per le persone che vivono con questa complessa malattia autoimmune.

Scopo di questo libro

Rafforzare gli individui affetti da PMR attraverso la nutrizione

Vivere con la Polimialgia Reumatica (PMR) può essere un viaggio scoraggiante, pieno di incertezze e sfide. Tuttavia, tra le complessità di questa condizione autoimmune, si nasconde un'opportunità di empowerment e trasformazione. Questo libro è dedicato a consentire alle persone affette da PMR di assumere il controllo della propria salute e del proprio benessere attraverso il potere di trasformazione della nutrizione.

Esplorare le complessità della PMR

La PMR presenta sfide uniche, dal dolore debilitante e rigidità alle incertezze che circondano le opzioni di trattamento. Sebbene gli approcci convenzionali offrano un sollievo sintomatico, spesso trascurano l'importanza di affrontare i fattori sottostanti che guidano la malattia.

Questo libro mira a colmare questa lacuna fornendo strategie alternative radicate nella nutrizione e nelle modifiche dello stile di vita.

Sbloccare il potenziale della nutrizione

Fondamentalmente, questo libro è una celebrazione del potenziale curativo del cibo. La ricerca ha dimostrato che alcuni modelli dietetici e nutrienti possiedono proprietà antinfiammatorie, che possono aiutare ad alleviare i sintomi e migliorare i risultati per le persone con condizioni autoimmuni come la PMR. Sfruttando il potere della nutrizione, i lettori hanno l'opportunità di ottimizzare la propria salute, ridurre l'infiammazione e migliorare la qualità generale della vita.

Una guida completa alla gestione della PMR

Questo libro funge da tabella di marcia per le persone che affrontano le complessità della PMR. Dalla comprensione delle basi della condizione all'implementazione di interventi dietetici pratici, ogni capitolo è progettato per fornire ai lettori le conoscenze, gli strumenti e le risorse di cui hanno bisogno per gestire efficacemente i sintomi e migliorare il proprio benessere. Che tu abbia appena ricevuto una diagnosi di PMR o cerchi approcci alternativi al trattamento, questo libro è la tua guida completa per convivere bene con la PMR.

Dandoti il potere di prosperare

Soprattutto, lo scopo di questo libro è darti la possibilità di prosperare nonostante la PMR. Fornendoti informazioni basate sull'evidenza, consigli pratici e deliziose ricette, miriamo a ispirarti a prenderti cura della tua salute e ad abbracciare una vita di vitalità e benessere. Insieme, possiamo affrontare le sfide della PMR con resilienza, ottimismo e impegno per la guarigione olistica.

Come utilizzare questa guida

La tua tabella di marcia verso il benessere

Destreggiarsi tra le complessità della polimialgia reumatica (PMR) può sembrare opprimente, ma non temere: questa guida è qui per fungere da compagna fidata nel tuo viaggio verso il benessere. Ecco come puoi ottenere il massimo da questa risorsa completa:

1. Inizia dalle basi: Inizia familiarizzando con i fondamenti della PMR, compresi i sintomi, la diagnosi e i meccanismi sottostanti. Comprendere le nozioni di base ti fornirà una solida base su cui costruire le tue conoscenze e il tuo approccio alla gestione.

2. Immergiti nelle strategie dietetiche: Esplora i capitoli dedicati alle strategie dietetiche per la gestione della PMR. Scopri gli alimenti antinfiammatori, le ricette ricche di nutrienti e i piani alimentari pensati per supportare la tua salute e il tuo benessere generale. Sperimenta cibi e ricette diversi per trovare quello che funziona meglio per te.

3. Implementare suggerimenti pratici: Approfitta dei suggerimenti pratici e delle risorse fornite nel libro. Dalle liste della spesa alle guide per la preparazione dei pasti, questi strumenti sono progettati per semplificare il tuo viaggio e facilitare l'integrazione di abitudini sane nella tua vita quotidiana.

4. Personalizza il tuo approccio: Riconoscere che la gestione della PMR non è un'impresa valida per tutti. Ogni individuo è unico e ciò che funziona per una persona potrebbe non funzionare per un'altra. Sii aperto a sperimentare diversi approcci dietetici e modifiche dello stile di vita per trovare ciò che risuona meglio con il tuo corpo e le tue preferenze.

5. Rimani connesso: Infine, ricorda che non sei solo in questo viaggio. Connettiti con altre persone che vivono con la PMR, tramite gruppi di supporto, forum online o comunità di social media. Condividere esperienze, suggerimenti e incoraggiamento può fornire un prezioso supporto e cameratismo lungo il percorso.

Il tuo viaggio, il tuo percorso

In definitiva, il modo in cui scegli di utilizzare questa guida dipende interamente da te. Che tu stia cercando consigli pratici, ricette deliziose o ispirazione per continuare ad andare avanti, questo libro è qui per supportarti in ogni fase del percorso. Abbraccia il viaggio, resta curioso e non perdere mai di vista l'incredibile potenziale di guarigione e trasformazione che risiede dentro di te.

CAPITOLO 2

La polimialgia reumatica (PMR) è una malattia infiammatoria cronica che colpisce prevalentemente individui di età superiore ai 50 anni. Caratterizzata da dolore muscolare diffuso, rigidità e dolorabilità, la PMR può compromettere significativamente la mobilità e la qualità della vita. In questo capitolo approfondiremo le complessità della PMR, esplorandone le caratteristiche cliniche, i meccanismi sottostanti e i criteri diagnostici.

Caratteristiche cliniche della PMR

I sintomi caratteristici della PMR comprendono dolore bilaterale e rigidità alle spalle, al collo, ai fianchi e alle cosce. Questi sintomi si sviluppano tipicamente nell'arco di settimane o mesi e possono essere accompagnati da manifestazioni sistemiche come affaticamento, febbre e perdita di peso. Riconoscere le caratteristiche cliniche caratteristiche della PMR è essenziale per una diagnosi accurata e un intervento tempestivo.

Meccanismi sottostanti della PMR

Sebbene la causa esatta della PMR rimanga sconosciuta, si ritiene che coinvolga una risposta immunitaria aberrante che porta all'infiammazione della sinovia, delle borse e dei tessuti circostanti. La predisposizione genetica, i fattori ambientali e le alterazioni della funzione immunitaria svolgono tutti un ruolo nella patogenesi della PMR. Comprendere i meccanismi alla base della PMR è fondamentale per sviluppare strategie terapeutiche mirate.

Criteri diagnostici per la PMR

La diagnosi della PMR può essere difficile a causa della sua presentazione clinica non specifica e della sovrapposizione con altre condizioni reumatiche. L'American College of Rheumatology (ACR) ha stabilito criteri diagnostici per la PMR, tra cui età superiore a 50 anni, dolore bilaterale alla spalla, rigidità mattutina che dura più di 45 minuti e marcatori infiammatori elevati. In alcuni casi possono essere giustificati ulteriori indagini come studi di imaging e biopsia sinoviale.

Diagnosi differenziale

Distinguere la PMR da altre condizioni reumatiche, come l'artrite reumatoide, l'osteoartrosi e la fibromialgia, è essenziale per garantire una gestione adeguata. Sebbene la PMR condivida somiglianze con queste condizioni, esistono caratteristiche cliniche e di laboratorio chiave che possono aiutare a differenziarle. Una valutazione completa, che comprenda un'anamnesi approfondita, un esame fisico e test di laboratorio, è essenziale per una diagnosi accurata.

<u>Guardando avanti</u>

Man mano che sveliamo le complessità della PMR, diventa evidente che questa condizione pone sfide significative sia per i pazienti che per gli operatori sanitari. Tuttavia, con una comprensione più approfondita delle sue caratteristiche cliniche, dei meccanismi sottostanti e dei criteri diagnostici, siamo meglio attrezzati per affrontare le complessità della PMR e sviluppare approcci terapeutici mirati. Nei capitoli che seguono, esploreremo il ruolo della nutrizione, delle modifiche dello stile di vita e degli interventi olistici nella gestione della PMR e nel miglioramento dei risultati per le persone che vivono con questa condizione.

<u>Sintomi e diagnosi</u>

Riconoscere i segni rivelatori della PMR

La polimialgia reumatica (PMR) si presenta con una costellazione di sintomi che possono avere un impatto significativo sulla qualità della vita di un individuo. Riconoscere questi sintomi è il primo passo per ottenere una diagnosi accurata e avviare un trattamento adeguato. Qui, esploriamo le caratteristiche cliniche distintive della PMR e i criteri diagnostici utilizzati per confermare la presenza di questa condizione.

Sintomi caratteristici della PMR

1. **Dolore alla spalla bilaterale:** Una delle caratteristiche distintive della PMR è il dolore bilaterale e la rigidità delle spalle, che possono irradiarsi al collo e alla parte superiore delle braccia. Questo dolore è spesso più pronunciato al mattino o dopo periodi di inattività.

2. **Rigidità e tenerezza:** Gli individui affetti da PMR possono avvertire rigidità e dolorabilità in altre aree del corpo, inclusi collo, fianchi e cosce. Questa rigidità può limitare gravemente la mobilità e rendere impegnative le attività quotidiane.

3. **Rigidità mattutina:** La rigidità mattutina che dura più di 45 minuti è un sintomo caratteristico della PMR. Questa rigidità può migliorare con il movimento durante il giorno, ma tende a ripresentarsi dopo periodi di riposo.

4. **Sintomi sistemici:** Oltre ai sintomi muscoloscheletrici, gli individui affetti da PMR possono manifestare manifestazioni sistemiche come affaticamento, febbre, perdita di peso e malessere. Questi sintomi sistemici possono ulteriormente contribuire al peso complessivo della malattia.

Criteri diagnostici per la PMR

La diagnosi di PMR si basa principalmente sulla valutazione clinica ed è supportata da test di laboratorio e studi di imaging. L'American College of Rheumatology (ACR) ha stabilito i criteri diagnostici per la PMR, che includono quanto segue:

1. Età superiore ai 50 anni

2. Dolore bilaterale alla spalla

3. Rigidità mattutina che dura più di 45 minuti

4. Livelli elevati di velocità di eritrosedimentazione (VES) o di proteina C-reattiva (PCR).

Ulteriori indagini, come studi di imaging (ad esempio, ecografia, risonanza magnetica) e biopsia sinoviale, possono essere indicate in alcuni casi per escludere altre condizioni e confermare la diagnosi di PMR.

Diagnosi differenziale

Distinguere la PMR da altre condizioni reumatiche, come l'artrite reumatoide, l'osteoartrosi e la fibromialgia, è essenziale per garantire una gestione adeguata. Per differenziare la PMR da altre condizioni simili e stabilire una diagnosi accurata è necessaria una valutazione completa, che comprenda un'anamnesi approfondita, un esame fisico e test di laboratorio.

Dare potere agli individui attraverso la conoscenza

Comprendendo i sintomi caratteristici della PMR e i criteri diagnostici utilizzati per confermare la presenza di questa condizione, le persone possono difendersi da sole e cercare una valutazione e un trattamento medico tempestivi. Il riconoscimento e l'intervento precoci sono fondamentali per gestire efficacemente la PMR e migliorare i risultati per coloro che vivono con questa malattia autoimmune cronica.

Cause e fattori di rischio

Svelare i fattori sottostanti della PMR

La polimialgia reumatica (PMR) è una malattia autoimmune complessa con origini multifattoriali. Sebbene la causa esatta della PMR rimanga sfuggente, i ricercatori hanno identificato diversi potenziali fattori che potrebbero contribuire allo sviluppo di questa condizione. Qui, approfondiremo i meccanismi alla base della PMR ed esploreremo i fattori di rischio associati alla sua insorgenza.

Disregolazione immunitaria

Centrale nella patogenesi della PMR è una risposta immunitaria aberrante caratterizzata da una disregolazione delle vie infiammatorie del corpo. La predisposizione genetica, i fattori scatenanti ambientali e le alterazioni della funzione immunitaria svolgono tutti un ruolo nell'avviare e perpetuare la cascata infiammatoria osservata nella PMR. L'esatto fattore scatenante di questa disregolazione immunitaria rimane sconosciuto, ma si ritiene che coinvolga una combinazione di fattori genetici e ambientali.

Predisposizione genetica

Le prove suggeriscono che i fattori genetici possono predisporre alcuni individui a sviluppare la PMR. Gli studi hanno identificato marcatori genetici specifici associati ad un aumento del rischio di PMR, comprese variazioni nei geni coinvolti nella regolazione immunitaria e nell'infiammazione. Tuttavia, il ruolo della genetica nella predisposizione alla PMR è complesso e sono necessarie ulteriori ricerche per chiarire i percorsi genetici specifici coinvolti.

Trigger ambientali

Fattori ambientali, come infezioni, cambiamenti ormonali e esposizione a determinati farmaci, possono innescare o esacerbare la disregolazione immunitaria osservata nella PMR. Le infezioni, in particolare quelle virali come il virus dell'influenza, sono state implicate come potenziali fattori scatenanti dell'insorgenza della PMR. Anche i cambiamenti ormonali, come quelli associati all'invecchiamento o alla menopausa, possono influenzare lo sviluppo della PMR nei soggetti predisposti.

Età e sesso

La PMR colpisce prevalentemente individui di età superiore ai 50 anni, con l'incidenza più alta osservata negli individui di età compresa tra 70 e 80 anni. Sebbene la PMR possa verificarsi sia negli uomini che nelle donne, è più comune nelle donne, con un rapporto femmine-maschi di circa 2:1. Le ragioni di questa disparità di genere non sono completamente comprese ma possono coinvolgere fattori ormonali, genetici e immunologici.

Guardando avanti

Man mano che sveliamo la complessa interazione di fattori genetici, ambientali e immunologici alla base della PMR, diventa evidente che questa condizione è di natura multiforme. Comprendendo le cause e i fattori di rischio associati alla PMR, siamo meglio attrezzati per identificare individui ad alto rischio, implementare misure preventive e sviluppare strategie terapeutiche mirate per migliorare i risultati per coloro che vivono con questa malattia autoimmune cronica.

Trattamenti e farmaci convenzionali

Gestione della PMR con terapie convenzionali

La polimialgia reumatica (PMR) viene generalmente gestita utilizzando una combinazione di farmaci e modifiche dello stile di vita volte a ridurre l'infiammazione, alleviare i sintomi e migliorare la qualità generale della vita. In questa sezione, esploriamo i trattamenti convenzionali e i farmaci comunemente prescritti per le persone affette da PMR.

Corticosteroidi

I corticosteroidi, come il prednisone o il prednisolone, sono il cardine del trattamento per la PMR. Questi farmaci agiscono sopprimendo l'infiammazione e riducendo l'attività del sistema immunitario, alleviando così sintomi come dolore, rigidità e affaticamento. I corticosteroidi vengono solitamente prescritti inizialmente a una dose da bassa a moderata, con una riduzione graduale nel tempo per ridurre al minimo gli effetti collaterali.

Farmaci antiinfiammatori non steroidei (FANS)

I farmaci antinfiammatori non steroidei (FANS), come l'ibuprofene o il naprossene, possono essere utilizzati in combinazione con i corticosteroidi per fornire ulteriore sollievo sintomatico ai soggetti affetti da PMR. I FANS agiscono riducendo l'infiammazione e il dolore, sebbene siano generalmente meno efficaci dei corticosteroidi nel gestire le manifestazioni sistemiche della PMR.

Farmaci antireumatici modificanti la malattia (DMARD)

In alcuni casi, i farmaci antireumatici modificanti la malattia (DMARD), come il metotrexato, possono essere prescritti come terapia aggiuntiva per i soggetti affetti da PMR che non rispondono adeguatamente ai soli corticosteroidi. I DMARD agiscono sopprimendo il sistema immunitario e riducendo l'infiammazione, sebbene la loro efficacia nella PMR rimanga incerta e richieda ulteriori studi.

Terapie biologiche

Le terapie biologiche, come gli inibitori del fattore di necrosi tumorale (TNF) o gli inibitori dell'interleuchina-6 (IL-6), rappresentano una nuova classe di farmaci che può essere presa in considerazione per i soggetti affetti da PMR che non rispondono ai trattamenti convenzionali. Questi farmaci agiscono prendendo di mira specifici percorsi infiammatori implicati nella PMR, offrendo un approccio più mirato al trattamento.

Prevenzione dell'osteoporosi

L'uso a lungo termine di corticosteroidi nella gestione della PMR è associato ad un aumento del rischio di osteoporosi e fratture. Per mitigare questo rischio, agli individui affetti da PMR possono essere prescritti integratori di calcio e vitamina D, bifosfonati o altri farmaci per l'osteoporosi per aiutare a mantenere la densità ossea e ridurre il rischio di fratture.

Monitoraggio e follow-up

Il monitoraggio regolare e il follow-up con gli operatori sanitari sono essenziali per le persone che ricevono un trattamento per la PMR. Il monitoraggio può comportare valutazioni periodiche dell'attività della malattia, test di laboratorio per monitorare gli effetti collaterali dei farmaci e aggiustamenti dei regimi terapeutici necessari per ottimizzare i risultati.

Guardando avanti

Sebbene i trattamenti e i farmaci convenzionali svolgano un ruolo cruciale nella gestione della PMR, non sono esenti da limitazioni. Effetti collaterali, complicazioni a lungo termine e controllo incompleto dei sintomi sono sfide comuni affrontate dalle persone affette da PMR. Nei capitoli che seguono esploreremo approcci alternativi alla gestione della PMR, compresi interventi dietetici, modifiche dello stile di vita e terapie olistiche, per integrare i trattamenti convenzionali e migliorare il benessere generale.

CAPITOLO 3

Mentre i trattamenti convenzionali svolgono un ruolo significativo nella gestione della polimialgia reumatica (PMR), la ricerca emergente suggerisce che anche gli interventi dietetici possono svolgere un ruolo cruciale nell'alleviare i sintomi e migliorare i risultati per le persone affette da PMR. In questa sezione, approfondiamo il ruolo della dieta nella gestione della PMR ed esploriamo le strategie dietetiche che possono aiutare a ridurre l'infiammazione, ottimizzare la salute e migliorare il benessere generale.

La connessione infiammatoria

L'infiammazione è al centro della PMR, causando il dolore, la rigidità e le manifestazioni sistemiche associate a questa condizione. Prove emergenti suggeriscono che alcuni modelli dietetici e nutrienti possiedono proprietà antinfiammatorie, che possono aiutare a modulare la risposta infiammatoria e ridurre i sintomi nei soggetti affetti da PMR. Adottando una dieta antinfiammatoria, gli individui affetti da PMR hanno il potenziale per mitigare l'infiammazione, alleviare i sintomi e migliorare la qualità generale della vita.

Strategie dietetiche chiave

1. **Enfatizzare gli alimenti antinfiammatori:** Incorpora una varietà di alimenti antinfiammatori nella tua dieta, tra cui frutta, verdura, cereali integrali, noci, semi, pesce grasso e grassi sani come olio d'oliva e avocado. Questi alimenti sono ricchi di antiossidanti, vitamine, minerali e fitonutrienti che aiutano a combattere l'infiammazione e sostengono la salute generale.

2. **Limitare gli alimenti infiammatori:** Ridurre o eliminare gli alimenti che possono favorire l'infiammazione, come alimenti trasformati, carboidrati raffinati, snack e bevande zuccherate, cibi fritti e cibi

ricchi di grassi saturi e trans. Questi alimenti possono contribuire all'infiammazione sistemica ed esacerbare i sintomi nei soggetti affetti da PMR.

3. **Gestire il peso e i livelli di zucchero nel sangue:** Mantenere un peso e livelli di zucchero nel sangue sani attraverso un'alimentazione equilibrata e un'attività fisica regolare. L'eccesso di peso e livelli elevati di zucchero nel sangue possono contribuire all'infiammazione e aumentare il rischio di complicanze nei soggetti affetti da PMR.

4. **Rimani idratato:** Bevi molta acqua durante il giorno per rimanere idratato e supportare la funzione corporea ottimale. Un'adeguata idratazione è essenziale per la salute delle articolazioni, la digestione e il benessere generale.

5. **Considera le sensibilità alimentari:** Identificare ed eliminare potenziali sensibilità alimentari o allergeni che possono scatenare infiammazioni o esacerbare i sintomi nei soggetti affetti da PMR. I colpevoli comuni includono glutine, latticini, soia e verdure di belladonna, sebbene la sensibilità individuale possa variare.

Approccio personalizzato alla nutrizione

È importante riconoscere che la gestione della PMR attraverso la dieta non è un approccio valido per tutti. Ogni individuo è unico e ciò che funziona per una persona potrebbe non funzionare per un'altra. Sperimenta diverse strategie dietetiche, ascolta il tuo corpo e collabora con un operatore sanitario o un dietista registrato per sviluppare un piano nutrizionale personalizzato che soddisfi le tue esigenze e preferenze specifiche.

Mentre sveliamo l'intricata interazione tra dieta e PMR, diventa evidente che la nutrizione gioca un ruolo fondamentale nella gestione di questa complessa condizione autoimmune. Nei capitoli che seguono, approfondiremo specifici interventi dietetici, piani alimentari, ricette e modifiche dello stile di vita progettati per supportare le persone affette da PMR nel loro viaggio verso una salute e un benessere migliori.

In che modo la dieta influisce sull'infiammazione

La dieta gioca un ruolo profondo nel modulare l'infiammazione all'interno del corpo, rendendola un fattore cruciale nella gestione della polimialgia reumatica (PMR). In questa sezione, approfondiamo l'intricata interazione tra dieta e infiammazione, esplorando come le scelte dietetiche possono alimentare o reprimere la risposta infiammatoria e incidere sulla salute generale delle persone affette da PMR.

Il processo infiammatorio

L'infiammazione è una risposta biologica complessa orchestrata dal sistema immunitario per combattere gli stimoli dannosi, come agenti patogeni, lesioni o tossine. Mentre l'infiammazione acuta è una componente vitale dei meccanismi di difesa del corpo, l'infiammazione cronica può devastare tessuti e organi, contribuendo alla patogenesi delle malattie croniche, inclusa la PMR.

Alimenti pro-infiammatori

È stato dimostrato che alcuni componenti della dieta promuovono l'infiammazione all'interno del corpo, esacerbando i sintomi e peggiorando i risultati per le persone affette da PMR. Questi alimenti pro-infiammatori includono:

- **Alimenti trasformati:** Gli alimenti altamente trasformati, come snack zuccherati, cereali raffinati e snack confezionati, spesso contengono additivi, conservanti e grassi infiammatori che possono scatenare l'infiammazione ed esacerbare i sintomi nei soggetti affetti da PMR.

- **Grassi trans:** È stato dimostrato che i grassi trans, presenti nei cibi fritti, nella margarina e nei prodotti da forno commerciali, promuovono l'infiammazione e aumentano il rischio di malattie croniche, comprese le malattie cardiovascolari e la PMR.

- **Bevande zuccherate:** Le bevande zuccherate, come le bibite gassate, i succhi di frutta e le bevande energetiche, sono ricche di zuccheri aggiunti e contribuiscono all'infiammazione, alla resistenza all'insulina e alla disfunzione metabolica.

- **Carni Rosse e Lavorate:** Le carni rosse e lavorate contengono alti livelli di grassi saturi e composti proinfiammatori, come i prodotti finali della glicazione avanzata (AGE) e ferro eme, che possono favorire l'infiammazione e aumentare il rischio di malattie croniche.

Alimenti antinfiammatori

Al contrario, alcuni componenti alimentari possiedono proprietà antinfiammatorie, contribuendo a smorzare la risposta infiammatoria e a promuovere la salute e il benessere generale negli individui affetti da PMR. Questi alimenti antinfiammatori includono:

- **Frutta e verdura:** Ricchi di antiossidanti, vitamine, minerali e fitonutrienti, frutta e verdura aiutano a combattere l'infiammazione e supportano la funzione immunitaria. Cerca di incorporare una varietà di frutta e verdura colorata nella tua dieta per massimizzare i loro benefici antinfiammatori.

- **Cereali integrali:** I cereali integrali, come avena, quinoa, riso integrale e orzo, sono ricchi di fibre, vitamine e minerali, che aiutano a ridurre l'infiammazione e sostengono la salute dell'intestino. Scegli i cereali integrali rispetto a quelli raffinati per massimizzare le loro proprietà antinfiammatorie.

- **Grassi sani:** I grassi sani, come gli acidi grassi omega-3 presenti nel pesce grasso, nei semi di lino, nei semi di chia e nelle noci, possiedono potenti proprietà antinfiammatorie. Incorpora queste fonti di grassi sani nella tua dieta per aiutare a ridurre l'infiammazione e sostenere la salute cardiovascolare.

- **Erbe e spezie:** Erbe e spezie, come curcuma, zenzero, aglio e cannella, contengono potenti composti antinfiammatori che possono aiutare a modulare la risposta infiammatoria e ad alleviare i sintomi nei soggetti affetti da PMR. Sperimenta diverse erbe e spezie per aggiungere sapore e benefici antinfiammatori ai tuoi pasti.

Bilanciare la dieta

Raggiungere un equilibrio tra alimenti pro-infiammatori e anti-infiammatori è fondamentale per gestire l'infiammazione e ottimizzare i risultati sulla salute delle persone affette da PMR. Concentrandosi su alimenti integrali e ricchi di nutrienti e riducendo al minimo l'assunzione di alimenti trasformati e infiammatori, gli individui possono sostenere il proprio sistema immunitario, ridurre l'infiammazione e migliorare il benessere generale.

Guardando avanti

Mentre continuiamo a svelare la complessa interazione tra dieta e infiammazione, diventa evidente che le scelte dietetiche hanno un profondo impatto sugli esiti di salute degli individui affetti da PMR. Nei capitoli che seguono, esploreremo interventi dietetici pratici, piani alimentari e ricette progettate per sfruttare il potere antinfiammatorio del cibo e supportare le persone nel loro viaggio verso una salute e un benessere migliori.

Nutrienti chiave per ridurre l'infiammazione

La nutrizione gioca un ruolo fondamentale nel modulare l'infiammazione all'interno del corpo, offrendo un potente strumento per le persone affette da polimialgia reumatica (PMR) per gestire i propri sintomi e migliorare il proprio benessere generale. In questa sezione esploriamo i nutrienti chiave che hanno dimostrato di possedere proprietà antinfiammatorie e di supportare la funzione immunitaria, offrendo potenziali benefici per le persone che vivono con la PMR.

Acidi grassi omega-3

Gli acidi grassi Omega-3, presenti principalmente nei pesci grassi come salmone, sgombro e sardine, nonché nei semi di lino, semi di chia e noci, sono rinomati per le loro potenti proprietà antinfiammatorie. Questi acidi grassi essenziali aiutano a ridurre la produzione di citochine proinfiammatorie e promuovono la sintesi di composti antinfiammatori, contribuendo a smorzare la risposta infiammatoria e ad alleviare i sintomi nei soggetti affetti da PMR.

Fonti: Pesci grassi (salmone, sgombro, sardine), semi di lino, semi di chia, noci, semi di canapa.

Curcumina

La curcumina, il composto attivo presente nella curcuma, è un potente agente antinfiammatorio con dimostrato potenziale terapeutico nella gestione di condizioni infiammatorie come la PMR. La curcumina esercita i suoi effetti antinfiammatori inibendo i percorsi proinfiammatori e modulando la funzione immunitaria, rendendola un promettente complemento dietetico per le persone con PMR che cercano un sollievo naturale dai sintomi.

Fonti: Curcuma (fresca o macinata), integratori di curcuma.

Vitamina D

La vitamina D svolge un ruolo cruciale nella regolazione immunitaria ed è stata implicata nella patogenesi di condizioni autoimmuni come la PMR. Bassi livelli di vitamina D sono stati associati ad un aumento dell'attività e della gravità della malattia nei soggetti affetti da PMR. L'integrazione con vitamina D può aiutare a modulare la risposta immunitaria, ridurre l'infiammazione e migliorare i risultati per le persone che vivono con la PMR.

Fonti: Esposizione alla luce solare, pesce grasso (salmone, sgombro, tonno), cibi fortificati (latte, succo d'arancia, cereali), integratori di vitamina D.

Antiossidanti

Gli antiossidanti, come le vitamine C ed E, il beta-carotene e il selenio, aiutano a neutralizzare i radicali liberi e a ridurre lo stress ossidativo nel corpo. Mitigando il danno ossidativo e l'infiammazione, gli antiossidanti svolgono un ruolo cruciale nel supportare la funzione immunitaria e promuovere la salute e il benessere generale negli individui affetti da PMR.

Fonti: Agrumi (arance, limoni, lime), frutti di bosco (mirtilli, fragole, lamponi), noci e semi, verdure a foglia verde (spinaci, cavoli), peperoni, avocado, olio d'oliva, alimenti ricchi di selenio (noci del Brasile, frutti di mare).

Probiotici

I probiotici sono batteri benefici che supportano la salute dell'intestino e la funzione immunitaria, svolgendo un ruolo chiave nella modulazione dell'infiammazione all'interno del corpo. Ricerche emergenti suggeriscono che i probiotici possono aiutare a ridurre l'infiammazione e migliorare i sintomi negli individui con condizioni autoimmuni come la PMR promuovendo un microbioma intestinale sano e modulando la risposta immunitaria.

Fonti: Yogurt, kefir, cibi fermentati (kimchi, crauti, miso), integratori probiotici.

Mettere tutto insieme

Incorporare una varietà di alimenti ricchi di nutrienti nella dieta può aiutare a sostenere la funzione immunitaria, ridurre l'infiammazione e migliorare i risultati per le persone che vivono con la PMR. Concentrandosi su alimenti integrali e minimamente trasformati e incorporando nutrienti chiave con proprietà antinfiammatorie, gli individui possono ottimizzare il proprio apporto nutrizionale e sostenere la propria salute e il proprio benessere generale.

Mentre continuiamo a esplorare il ruolo della nutrizione nella gestione della PMR, diventa evidente che i nutrienti chiave svolgono un ruolo cruciale nel modulare l'infiammazione e nel supportare la funzione immunitaria. Nei capitoli che seguono, approfondiremo gli interventi dietetici pratici, i piani alimentari e le ricette progettate per sfruttare il potere curativo dei nutrienti e consentire alle persone affette da PMR di assumere il controllo della propria salute e del proprio benessere.

Cibi da evitare

Identificazione ed eliminazione dei colpevoli pro-infiammatori

Gestire la polimialgia reumatica (PMR) attraverso la dieta implica non solo incorporare cibi antinfiammatori, ma anche identificare ed evitare cibi che possono esacerbare l'infiammazione e peggiorare i sintomi. In questa sezione esploriamo i comuni alimenti pro-infiammatori e forniamo consigli pratici per ridurli o eliminarli dalla dieta per favorire migliori risultati di salute.

Alimenti trasformati e confezionati

Gli alimenti trasformati e confezionati spesso contengono alti livelli di zuccheri raffinati, grassi nocivi e additivi artificiali, che possono contribuire all'infiammazione e influenzare negativamente le persone affette da PMR. Questi alimenti hanno in genere un basso valore nutrizionale e possono interrompere il naturale equilibrio infiammatorio del corpo.

Esempi: Snack (patatine, cracker), cereali zuccherati, piatti surgelati, zuppe in scatola, noodles istantanei.

Carboidrati e zuccheri raffinati

I carboidrati e gli zuccheri raffinati possono causare rapidi picchi nei livelli di zucchero nel sangue, portando ad un aumento dell'infiammazione e della resistenza all'insulina. Un elevato consumo di questi alimenti è stato collegato a varie malattie croniche, comprese condizioni infiammatorie come la PMR.

Esempi: Pane bianco, riso bianco, pasticcini, caramelle, soda, bevande zuccherate, dessert.

Grassi trans e oli idrogenati

È noto che i grassi trans e gli oli idrogenati favoriscono l'infiammazione e aumentano il rischio di malattie croniche. Questi grassi nocivi si possono trovare in molti alimenti preparati in commercio e dovrebbero essere ridotti al minimo o eliminati dalla dieta.

Esempi: Margarina, burro, cibi fritti, prodotti da forno (biscotti, torte, crostate), popcorn al microonde.

Carni Rosse e Lavorate

Le carni rosse e lavorate contengono alti livelli di grassi saturi e composti infiammatori, come i prodotti finali della glicazione avanzata (AGE) e nitrati. Queste sostanze possono favorire l'infiammazione e sono state collegate ad un aumento del rischio di condizioni infiammatorie croniche.

Esempi: Manzo, maiale, agnello, pancetta, salsicce, hot dog, salumi.

latticini

Per alcuni individui affetti da PMR, i latticini possono esacerbare l'infiammazione e peggiorare i sintomi. Ciò potrebbe essere dovuto all'intolleranza al lattosio o alla sensibilità alla caseina, una proteina presente nel latte. È importante notare che l'impatto dei latticini può variare da individuo a individuo e alcuni potrebbero tollerarli meglio di altri.

Esempi: Latte, formaggio, yogurt, burro, gelato.

Alimenti contenenti glutine

Il glutine, una proteina presente nel grano, nell'orzo e nella segale, può scatenare l'infiammazione in soggetti sensibili o intolleranti ad esso. Sebbene non tutte le persone affette da PMR siano colpite dal glutine, le persone con sensibilità possono trarre beneficio dalla riduzione o dall'eliminazione degli alimenti contenenti glutine dalla loro dieta.

Esempi: Pane, pasta, cereali, prodotti da forno, birra.

Verdure della belladonna

Le verdure della belladonna, come pomodori, patate, melanzane e peperoni, contengono alcaloidi che possono scatenare l'infiammazione in alcuni individui con condizioni autoimmuni come la PMR. Sebbene le prove siano contrastanti, alcuni individui potrebbero trovare sollievo evitando queste verdure.

Esempi: Pomodori, patate, melanzane, peperoni, peperoncini.

Alcol

Il consumo eccessivo di alcol può contribuire all'infiammazione sistemica e avere un impatto negativo sulla funzione immunitaria. Limitare l'assunzione di alcol o evitarlo del tutto può aiutare a ridurre l'infiammazione e sostenere la salute generale nei soggetti affetti da PMR.

Esempi: Birra, vino, liquori, cocktail.

Consigli pratici per evitare cibi pro-infiammatori

1. **Leggi le etichette:** Leggi attentamente le etichette degli alimenti per identificare ed evitare fonti nascoste di zuccheri raffinati, grassi trans e additivi artificiali.

2. **Cucina a casa:** Preparare i pasti a casa utilizzando ingredienti freschi e integrali ti consente di controllare ciò che entra nel tuo cibo ed evitare additivi pro-infiammatori.

3. **Scegli cibi integrali:** Concentrati su cibi integrali e non trasformati come frutta, verdura, cereali integrali, proteine magre e grassi sani.

4. **Sperimenta alternative:** Esplora alternative ai comuni alimenti pro-infiammatori, come l'uso di cereali senza glutine, prodotti senza latticini e proteine di origine vegetale.

Guardando avanti

Identificando ed evitando gli alimenti pro-infiammatori, gli individui affetti da PMR possono adottare misure proattive per ridurre l'infiammazione, alleviare i sintomi e migliorare la qualità generale della vita. Nei capitoli che seguono, esploreremo interventi dietetici pratici, piani alimentari e ricette progettate per supportare le persone nel loro viaggio verso una salute e un benessere migliori.

CAPITOLO 4

La creazione di una dieta che supporti la gestione della polimialgia reumatica (PMR) comporta l'incorporazione di alimenti antinfiammatori e ricchi di nutrienti che aiutano a ridurre i sintomi e a promuovere la salute generale. Questa sezione fornisce una guida completa su come costruire una dieta favorevole alla PMR, inclusi consigli pratici, strategie di pianificazione dei pasti ed esempi di alimenti nutrienti da includere.

Principi di una dieta antinfiammatoria

1. **Concentrarsi sugli alimenti integrali:** Enfatizzare gli alimenti integrali e minimamente trasformati che forniscono nutrienti essenziali e antiossidanti per combattere l'infiammazione.

2. **Equilibrio dei macronutrienti:** Garantire un apporto equilibrato di carboidrati, proteine e grassi per supportare la salute generale e i livelli di energia.

3. **Incorporare alimenti antinfiammatori:** Includere alimenti noti per le loro proprietà antinfiammatorie per aiutare a gestire i sintomi e promuovere il benessere.

4. **Rimani idratato:** Un'adeguata idratazione è fondamentale per la salute delle articolazioni, la digestione e le funzioni corporee generali.

Componenti essenziali di una dieta favorevole alla PMR

Frutta e verdura

Frutta e verdura sono ricche di vitamine, minerali, antiossidanti e fitonutrienti che aiutano a ridurre l'infiammazione e supportano la funzione immunitaria. Cerca di riempire metà del piatto con una varietà di frutta e verdura colorata ad ogni pasto.

Esempi: Bacche, arance, mele, verdure a foglia verde, peperoni, pomodori, carote, broccoli.

Cereali integrali

I cereali integrali forniscono fibre, vitamine e minerali essenziali che supportano la salute dell'apparato digerente e riducono l'infiammazione. Scegli i cereali integrali rispetto a quelli raffinati per massimizzare i loro benefici nutrizionali.

Esempi: Quinoa, riso integrale, avena, orzo, grano integrale, bulgur.

Grassi sani

I grassi sani, in particolare gli acidi grassi omega-3, svolgono un ruolo cruciale nel ridurre l'infiammazione e sostenere la salute del cuore. Incorpora quotidianamente fonti di grassi sani nella tua dieta.

Esempi: Pesci grassi (salmone, sgombro, sardine), semi di lino, semi di chia, noci, olio d'oliva, avocado.

Proteine magre

Le proteine sono essenziali per la riparazione muscolare e la funzione immunitaria. Scegli fonti proteiche magre per fornire al tuo corpo gli elementi costitutivi necessari senza contribuire all'infiammazione.

Esempi: Pollame senza pelle, pesce, legumi, fagioli, tofu, tempeh, noci, semi.

Erbe e spezie

Le erbe e le spezie non sono solo saporite ma anche ricche di composti antinfiammatori. Sperimenta una varietà di erbe e spezie per migliorare il gusto e il valore nutrizionale dei tuoi pasti.

Esempi: Curcuma, zenzero, aglio, cannella, rosmarino, timo, basilico.

Alimenti fermentati

Gli alimenti fermentati supportano la salute dell'intestino fornendo probiotici benefici che possono aiutare a modulare il sistema immunitario e ridurre l'infiammazione.

Esempi: Yogurt, kefir, crauti, kimchi, miso, kombucha.

Creare pasti equilibrati

Quando prepari un pasto, punta a un piatto equilibrato che includa una varietà di gruppi alimentari. Una semplice linea guida è riempire metà del piatto con frutta e verdura, un quarto con proteine magre e un quarto con cereali integrali. Aggiungi grassi sani secondo necessità per completare il pasto.

Esempio di piano alimentare

Colazione:

- **Avena notturna:** Fiocchi d'avena imbevuti di latte di mandorle con semi di chia, guarniti con frutti di bosco freschi e un filo di miele.

- **Frullato verde:** Spinaci, cavoli, avocado, banane e semi di lino mescolati con acqua o latte vegetale.

Pranzo:

- **Insalata di Quinoa:** Quinoa mescolata con ceci, pomodorini, cetrioli, cipolle rosse e salsa al limone e tahina.

- **Involtino di pollo alla griglia:** Wrap di cereali integrali ripieno di pollo grigliato, verdure miste, avocado e una spolverata di curcuma.

Merenda:

- **Yogurt greco:** Yogurt greco condito con noci e un filo di miele.

- **Bastoncini vegetariani:** Gambi di carote e sedano con hummus.

Cena:

- **Salmone al forno:** Filetto di salmone al forno con contorno di broccoli al vapore e spicchi di patate dolci.

- **Saltato in padella:** Tofu saltato in padella con verdure miste (peperoni, piselli, carote) e riso integrale, condito con zenzero e aglio.

Idratazione

Un'adeguata idratazione è essenziale per mantenere la salute delle articolazioni e le funzioni corporee generali. Cerca di bere almeno 8-10 bicchieri d'acqua al giorno e considera le tisane o l'acqua infusa per una maggiore varietà.

Personalizzare la tua dieta

Ogni individuo è unico e le esigenze dietetiche possono variare in base alle condizioni di salute, alle preferenze e alle tolleranze personali. È importante ascoltare il tuo corpo e adattare la tua dieta di conseguenza. Collaborare con un operatore sanitario o un dietista registrato può fornire una guida personalizzata per aiutarti a ottimizzare l'apporto nutrizionale e gestire la PMR in modo efficace.

Guardando avanti

Costruire una dieta favorevole alla PMR è un passo proattivo verso la gestione dell'infiammazione e il miglioramento della salute generale. Nei capitoli che seguono, esploreremo piani alimentari dettagliati, deliziose ricette e consigli pratici per aiutarti a implementare e sostenere una dieta antinfiammatoria su misura per le tue esigenze e preferenze.

Alimenti antinfiammatori

Gli alimenti antinfiammatori sono la pietra angolare di una dieta progettata per gestire la polimialgia reumatica (PMR). Questi alimenti possiedono composti naturali che aiutano a ridurre l'infiammazione, supportano la funzione immunitaria e promuovono la salute generale. In questa sezione esploriamo una varietà di alimenti antinfiammatori, i loro benefici e i modi pratici per incorporarli nei tuoi pasti quotidiani.

Frutta e verdura

Frutta e verdura sono ricche di vitamine, minerali, antiossidanti e fitonutrienti, che svolgono tutti un ruolo fondamentale nel ridurre l'infiammazione e sostenere la salute generale. Cerca di includere un'ampia varietà di frutta e verdura colorata nella tua dieta per massimizzare i loro benefici antinfiammatori.

Frutti di bosco:

- **Benefici:** Bacche come mirtilli, fragole, lamponi e more sono ricche di antiossidanti, in particolare antociani, che aiutano a combattere lo stress ossidativo e a ridurre l'infiammazione.

- **Incorporazione:** Aggiungi i frutti di bosco a frullati, yogurt, fiocchi d'avena o gustali come spuntino.

Verdure a foglia:

- **Benefici:** Le verdure a foglia verde come spinaci, cavoli e bietole sono ricche di vitamine A, C e K, nonché di antiossidanti e composti antinfiammatori.

- **Incorporazione:** Usa le verdure a foglia verde nelle insalate, nei frullati, nelle fritture o come base per piadine e panini.

Verdure crocifere:

- **Benefici:** Verdure come broccoli, cavolfiori, cavolini di Bruxelles e cavoli contengono sulforafano, un composto noto per le sue proprietà antinfiammatorie e disintossicanti.

- **Incorporazione:** Cuocere a vapore, arrostire o rosolare le verdure crocifere come contorni o aggiungerle a zuppe e stufati.

Pomodori:

- **Benefici:** I pomodori sono ricchi di licopene, un antiossidante che aiuta a ridurre le infiammazioni e a proteggere dalle malattie croniche.

- **Incorporazione:** Godetevi i pomodori in insalate, salse, zuppe o come spuntino fresco.

Grassi sani

I grassi sani, in particolare gli acidi grassi omega-3, sono fondamentali per ridurre l'infiammazione e sostenere la salute del cuore e del cervello. Incorporate questi grassi nella vostra dieta per sfruttare i loro effetti antinfiammatori.

Pesce grasso:

- **Benefici:** Pesci come salmone, sgombro, sardine e trota sono ricchi di acidi grassi omega-3, che aiutano a ridurre la produzione di citochine proinfiammatorie.

- **Incorporazione:** Cerca di includere il pesce grasso nella tua dieta almeno due volte a settimana. Grigliare, cuocere al forno o scottare il pesce in padella e servirlo con verdure e cereali integrali.

Noci e semi:

- **Benefici:** Noci e semi, tra cui noci, semi di lino, semi di chia e mandorle, sono ricchi di acidi grassi omega-3, fibre e antiossidanti.

- **Incorporazione:** Aggiungi noci e semi alle insalate, allo yogurt, ai fiocchi d'avena o gustali come spuntino.

Olio d'oliva:

- **Benefici:** L'olio extravergine di oliva contiene oleocantale, un composto con proprietà antinfiammatorie simili all'ibuprofene.

- **Incorporazione:** Usa l'olio d'oliva come condimento per insalate, base per marinate o per cucinare e rosolare le verdure.

Avocado:

- **Benefici:** Gli avocado sono ricchi di grassi monoinsaturi, fibre e antiossidanti, che aiutano a ridurre l'infiammazione.

- **Incorporazione:** Aggiungi l'avocado alle insalate, ai frullati, ai panini o gustalo da spalmare su pane tostato integrale.

Cereali integrali

I cereali integrali forniscono fibre, vitamine e minerali essenziali che aiutano a ridurre l'infiammazione e supportano la salute dell'apparato digerente. Scegli i cereali integrali rispetto a quelli raffinati per massimizzare i loro benefici nutrizionali.

Esempi:

- **Quinoa, Riso Integrale, Avena, Orzo, Grano Integrale.**

- **Incorporazione:** Usa i cereali integrali come base per insalate, contorni, cereali per la colazione e prodotti da forno.

Erbe e spezie

Le erbe e le spezie non sono solo saporite ma anche ricche di composti antinfiammatori. Incorpora una varietà di erbe e spezie nella tua cucina per migliorare sia il gusto che i benefici per la salute dei tuoi pasti.

Curcuma:

- **Benefici:** Contiene curcumina, un potente composto antinfiammatorio e antiossidante.

- **Incorporazione:** Aggiungi la curcuma a zuppe, stufati, curry, frullati o tè. Abbinare al pepe nero per migliorare l'assorbimento.

Zenzero:

- **Benefici:** Lo zenzero contiene gingerolo, un composto con forti effetti antinfiammatori e antiossidanti.

- **Incorporazione:** Usa lo zenzero fresco o in polvere in tè, frullati, fritture e prodotti da forno.

Aglio:

- **Benefici:** L'aglio è ricco di composti di zolfo che hanno proprietà antinfiammatorie e immunostimolanti.

- **Incorporazione:** Aggiungi l'aglio a condimenti, marinate, salse e piatti salati.

Cannella:

- **Benefici:** La cannella ha proprietà antiossidanti e aiuta a ridurre l'infiammazione e a regolare i livelli di zucchero nel sangue.

- **Incorporazione:** Cospargi la cannella sui fiocchi d'avena, sullo yogurt, sulla frutta e sui prodotti da forno.

Idratazione

Rimanere idratati è essenziale per mantenere la salute generale e ridurre l'infiammazione. Cerca di bere molta acqua durante il giorno e includi cibi idratanti nella tua dieta.

Alimenti idratanti:

- **Cetrioli, Anguria, Sedano, Agrumi.**

- **Incorporazione:** Goditi questi alimenti come snack, nelle insalate o come parte di frullati idratanti.

Mettere tutto insieme

Incorporando una varietà di alimenti antinfiammatori nella tua dieta, puoi contribuire a ridurre l'infiammazione, gestire i sintomi della PMR e promuovere la salute generale. Concentrati su cibi integrali e ricchi di nutrienti e sperimenta diverse combinazioni per mantenere i tuoi pasti piacevoli e diversificati.

Guardando avanti

Mentre continuiamo a esplorare le strategie dietetiche per la gestione della PMR, i prossimi capitoli forniranno piani alimentari dettagliati, deliziose ricette e consigli pratici per aiutarti a implementare e sostenere una dieta antinfiammatoria su misura per le tue esigenze e preferenze.

Creare pasti equilibrati

Progettazione di piastre nutrienti e antinfiammatorie

Preparare pasti equilibrati è fondamentale per gestire efficacemente la polimialgia reumatica (PMR). I pasti bilanciati forniscono i nutrienti necessari per sostenere la salute generale, ridurre l'infiammazione e mantenere i livelli di energia durante il giorno. In questa sezione esploreremo i componenti chiave di un pasto equilibrato, consigli pratici per la pianificazione dei pasti ed esempi di pasti equilibrati che sono sia deliziosi che antinfiammatori.

I componenti di un pasto equilibrato

Per creare un pasto equilibrato, cerca di includere i seguenti componenti:

1. **Proteine:** Essenziale per la riparazione muscolare e la funzione immunitaria. Scegli fonti magre e vegetali per ridurre al minimo l'infiammazione.

2. **Carboidrati:** Fornire energia e fibre. Optare per cereali integrali e carboidrati complessi per un controllo prolungato dell'energia e della glicemia.

3. **Grassi:** Importante per l'assorbimento dei nutrienti e la salute del cervello. Concentrati sui grassi sani con proprietà antinfiammatorie.

4. **Frutta e verdura:** Ricco di vitamine, minerali e antiossidanti. Cerca di riempire metà del piatto con una varietà di prodotti colorati.

5. **Idratazione:** Essenziale per la salute generale e la funzione articolare. Includi cibi e bevande idratanti.

Costruisci il tuo piatto

Proteine

- **Carni magre:** Pollo, tacchino, tagli magri di manzo o maiale.

- **Pescare:** Salmone, sgombro, sardine, trota.

- **A base vegetale:** Fagioli, lenticchie, ceci, tofu, tempeh, quinoa.

- **Alternative ai latticini:** Yogurt greco, ricotta, yogurt vegetali.

Carboidrati

- **Cereali integrali:** Riso integrale, quinoa, orzo, avena, grano integrale.

- **Verdure amidacee:** Patate dolci, zucca, mais, piselli.

- **Frutta:** Mele, frutti di bosco, banane, arance.

Grassi

- **Oli salutari:** Olio d'oliva, olio di avocado.

- **Noci e semi:** Noci, mandorle, semi di chia, semi di lino.

- **Avocado:** Aggiunge grassi sani e fibre.

Frutta e verdura

- **Verdure a foglia:** Spinaci, cavoli, bietole.

- **Verdure crocifere:** Broccoli, cavolfiori, cavoletti di Bruxelles.

- **Verdure colorate:** Peperoni, carote, pomodori, barbabietole.

- **Frutta:** Bacche, agrumi, uva, kiwi.

Esempio di pasti equilibrati

Colazione:

- **Toast di avocado con uova:**
  - Pane tostato integrale condito con purè di avocado, una spolverata di semi di chia e un uovo in camicia.
  - Servire con un contorno di frutti di bosco freschi e un bicchiere d'acqua o tisana.

- **Ciotola di quinoa ai frutti di bosco:**
  - Quinoa cotta mescolata con latte di mandorle, condita con frutti di bosco freschi, un filo di miele e una spolverata di semi di lino.
  - Aggiungi una manciata di spinaci o cavoli a parte per ottenere verdure extra.

Pranzo:

- **Insalata Mediterranea:**
  - Verdure miste condite con pollo grigliato, pomodorini, cetrioli, olive, cipolle rosse e formaggio feta.
  - Condire con olio d'oliva e succo di limone. Servire con un contorno di pane pita integrale.

- **Zuppa di verdure e lenticchie:**
  - Una sostanziosa zuppa a base di lenticchie, carote, sedano, pomodori e spinaci.
  - Servire con un contorno di cracker integrali o una fetta di pane integrale.

Merenda:

- **Yogurt Greco con Noci:**

- o   Yogurt greco condito con una manciata di noci e un filo di miele.

- o   Aggiungi qualche fetta di mela o pera per ottenere fibre extra.

- **Bastoncini vegetariani con hummus:**

  - o   Bastoncini di carota, sedano e peperone serviti con una porzione di hummus.

  - o   Cospargere con paprika o cumino per aggiungere sapore.

<u>Cena:</u>

- **Salmone al forno con quinoa e asparagi:**

  - o   Filetto di salmone al forno condito con limone ed erbe aromatiche, servito con contorno di quinoa e asparagi arrostiti.

  - o   Condire gli asparagi con olio d'oliva e una spolverata di aglio in polvere prima di arrostirli.

- **Tofu saltato in padella con verdure:**

  - o   Tofu saltato in padella con broccoli, peperoni, piselli e carote in salsa di aglio e zenzero.

  - o   Servire su riso integrale o riso di cavolfiore per un'opzione a basso contenuto di carboidrati.

Dolce:

- **Budino di semi di Chia:**

  - o   Semi di chia lasciati a bagno per una notte nel latte di mandorle, aromatizzati con estratto di vaniglia e guarniti con frutta fresca.

  - o   Se lo si desidera, dolcificare con un tocco di sciroppo d'acero.

Suggerimenti per una pianificazione dei pasti efficace

1. **Pianificare in anticipo:** Prenditi del tempo ogni settimana per pianificare i tuoi pasti, creare una lista della spesa e preparare gli ingredienti.

2. **Cottura in lotti:** Preparare quantità maggiori di pasti e conservarne le porzioni per un uso successivo. Ciò consente di risparmiare tempo e di garantire la disponibilità di opzioni salutari.

3. **Varietà:** Incorpora una varietà di alimenti per assicurarti di ottenere un'ampia gamma di nutrienti e prevenire l'affaticamento del pasto.

4. **Ascolta il tuo corpo:** Regola le dimensioni delle porzioni e i componenti del pasto in base ai livelli di fame e alle esigenze nutrizionali.

Guardando avanti

Creare pasti equilibrati e antinfiammatori è un passo fondamentale nella gestione della PMR e nella promozione della salute generale. Nei prossimi capitoli forniremo piani pasto dettagliati, deliziose ricette e strategie aggiuntive per aiutarti a integrare perfettamente questi principi nella tua routine quotidiana.

Consigli per gli acquisti e prodotti base per la dispensa

Una cucina ben fornita è essenziale per mantenere una dieta sana e antinfiammatoria che supporti la gestione della polimialgia reumatica (PMR). Questa sezione fornisce consigli pratici per la spesa e un elenco di prodotti essenziali da dispensa per aiutarti a fare scelte informate e assicurarti di avere sempre gli ingredienti giusti a portata di mano.

Consigli per gli acquisti

1. Pianifica i tuoi pasti

- **Crea un menu settimanale:** Pianificare i pasti in anticipo ti aiuta a rimanere organizzato e ti assicura di includere una varietà di cibi antinfiammatori nella tua dieta.

- **Crea una lista della spesa:** In base al tuo programma alimentare, crea una lista della spesa dettagliata. Questo ti aiuta a evitare acquisti d'impulso e ti assicura di acquistare solo ciò di cui hai bisogno.

2. Acquista il perimetro

- **Focus sui prodotti freschi:** Il perimetro della maggior parte dei negozi di alimentari è quello in cui troverai frutta fresca, verdura, carne e latticini. Queste aree solitamente offrono alimenti interi e minimamente trasformati, fondamentali per una dieta antinfiammatoria.

- **Limitare gli alimenti trasformati:** Sebbene alcuni alimenti trasformati siano necessari, cercare di limitare gli acquisti nelle corsie centrali dove spesso si trovano articoli trasformati e confezionati.

3. Leggere attentamente le etichette

- **Controlla gli ingredienti:** Cerca brevi elenchi di ingredienti con elementi riconoscibili. Evita prodotti con zuccheri aggiunti, additivi artificiali e grassi malsani.

- **Informazioni nutrizionali:** Presta attenzione alle etichette nutrizionali per assicurarti di scegliere prodotti in linea con i tuoi obiettivi dietetici.

4. Acquista in stagione

- **Prodotti stagionali:** La frutta e la verdura fresca sono spesso più economiche e saporite quando sono di stagione. Tendono anche ad avere un valore nutritivo più elevato.

- **Mercati locali:** Visita i mercati degli agricoltori per prodotti stagionali e coltivati localmente. Ciò supporta gli agricoltori locali e spesso fornisce opzioni più fresche.

5. Scegli la qualità rispetto alla quantità

- **Opzioni biologiche:** Quando possibile, scegli prodotti biologici per ridurre l'esposizione ai pesticidi. Dai la priorità al biologico per l'elenco delle "sporche dozzine" di frutta e verdura che in genere hanno residui di pesticidi più elevati.

- **Catturato in natura e allevato ad erba:** Optare per pesce pescato in natura e carne allevata ad erba, che generalmente sono più ricchi di acidi grassi omega-3 e più bassi di acidi grassi omega-6 infiammatori.

6. Acquista in modo intelligente per le offerte

- **Acquisto in blocco:** Acquista articoli non deperibili come cereali, noci e semi in grandi quantità per risparmiare denaro.

- **Saldi e sconti:** Approfitta dei saldi e degli sconti sugli alimenti di base salutari. Fai scorta di articoli che hanno una durata di conservazione più lunga.

Elementi base della dispensa per una dieta antinfiammatoria

Avere una dispensa ben fornita ti garantisce di avere sempre a portata di mano l'essenziale per preparare pasti nutrienti. Ecco alcuni elementi chiave della dispensa da considerare:

Cereali integrali

- Quinoa
- riso integrale
- Avena
- Orzo
- Pasta integrale

Legumi e Fagioli

- Ceci
- Lenticchie
- Fagioli neri
- Cannellini beans
- Fagioli rossi

Noci e semi

- Noci
- mandorle
- Semi di chia
- Semi di lino
- Semi di zucca

Oli salutari

- Olio extravergine d'oliva
- Olio di avocado
- Olio di cocco (con moderazione)

Erbe e spezie

- Curcuma
- Zenzero
- Polvere d'aglio
- Cannella
- Paprica
- Origano
- Basilico

Merci in scatola e barattoli

- Pomodori (a dadini, schiacciati o salsa)
- Tonno o salmone (in acqua)
- Cuori di carciofo
- Olive
- Sottaceti (a basso contenuto di sodio)

Condimenti e Aromi

- Salsa di soia o tamari a basso contenuto di sodio
- Aceto di mele
- Aceto balsamico
- Miele o sciroppo d'acero (con moderazione)
- Burro di noci (mandorle, arachidi o girasole)

Alimenti surgelati

- Bacche congelate
- Verdure surgelate (spinaci, broccoli, verdure miste)

- **Filetti di pesce congelati**

Elementi essenziali per il frigorifero

- **Frutta e verdura fresca**

- **Verdure a foglia (spinaci, cavoli, rucola)**

- **Proteine magre (pollo, tacchino, tofu)**

- **Latticini o alternative ai latticini (yogurt greco, latti vegetali)**

Mettere tutto insieme

Seguendo questi consigli per gli acquisti e mantenendo una dispensa ben fornita, puoi facilitare la preparazione di pasti bilanciati e antinfiammatori che supportano la gestione della PMR. Aggiornare regolarmente la tua dispensa con prodotti freschi ti assicura di avere gli ingredienti necessari per creare piatti nutrienti e deliziosi senza stress inutili.

Guardando avanti

Con la dispensa ben fornita e la strategia di acquisto in atto, ora sei pronto per immergerti nella pianificazione e preparazione dei pasti. I prossimi capitoli forniranno piani pasto dettagliati e ricette per aiutarti a sfruttare al meglio la tua dieta antinfiammatoria.

CAPITOLO 5

Un'efficace pianificazione e preparazione dei pasti sono fondamentali per mantenere una dieta equilibrata e antinfiammatoria che supporti la gestione della polimialgia reumatica (PMR). Organizzando i pasti in anticipo, puoi assicurarti di mangiare cibi nutrienti che aiutano a gestire l'infiammazione e a migliorare il benessere generale. Questa sezione ti guiderà attraverso le fasi di pianificazione e preparazione dei pasti, fornendo consigli pratici e strategie per rendere il processo fluido e piacevole.

L'importanza della pianificazione dei pasti

La pianificazione dei pasti offre numerosi vantaggi:

- **Equilibrio nutrizionale:** Garantisce che i tuoi pasti siano completi e includano una varietà di nutrienti essenziali.

- **Gestione del tempo:** Risparmia tempo durante i giorni feriali più impegnativi grazie alla pianificazione dei pasti e agli ingredienti pronti.

- **Riduzione dello stress:** Riduce lo stress delle decisioni quotidiane sui pasti e della cucina dell'ultimo minuto.

- **Efficienza dei costi:** Ti aiuta a sfruttare al massimo il tuo budget per la spesa riducendo al minimo gli sprechi alimentari ed evitando acquisti impulsivi.

- **Consistenza:** Ti mantiene coerente con i tuoi obiettivi dietetici, facilitando la gestione dei sintomi della PMR.

Passi per una pianificazione efficace dei pasti

1. Stabilisci i tuoi obiettivi

- **Identificare i bisogni:** Determina le tue esigenze e i tuoi obiettivi dietetici, come ridurre l'infiammazione, aumentare l'energia o migliorare la salute generale.

- **Frequenza del piano:** Decidi quanti pasti e spuntini devi pianificare durante la settimana.

2. Crea un menu settimanale

- **Pasti bilanciati:** Assicurati che ogni pasto includa proteine, grassi sani, cereali integrali e molta frutta e verdura.

- **Varietà:** Includere una varietà di alimenti per prevenire l'affaticamento del pasto e garantire una gamma di nutrienti.

3. Crea una lista della spesa

- **Classificare:** Organizza la tua lista per sezioni del negozio di alimentari (prodotti, latticini, carni, ecc.) per semplificare il tuo giro di shopping.

- **Doppio controllo:** Controlla la dispensa e il frigorifero per evitare di acquistare oggetti che già possiedi.

4. Cottura e preparazione in lotti

- **Cuocere in lotti:** Preparare maggiori quantità di pasti che possono essere conservati e utilizzati durante la settimana.

- **Ingredienti per la preparazione:** Tritare le verdure, marinare le proteine e dosare le spezie in anticipo per accelerare la cottura durante la settimana.

5. Utilizza soluzioni di archiviazione

- **Contenitori:** Investi in contenitori di qualità per conservare ingredienti preparati e pasti cucinati.

- **Etichettatura:** Etichetta i contenitori con la data e il contenuto per tenere traccia della freschezza.

Strategie di preparazione dei pasti

1. Cottura in lotti La cottura in batch prevede la preparazione di grandi quantità di cibo che può essere porzionato e conservato per un uso successivo. Ciò è particolarmente utile nei giorni feriali impegnativi in cui potresti non avere tempo per cucinare da zero.

- **Esempi:**
    - Cuocere una grande pentola di quinoa o riso integrale e conservarla in frigorifero per utilizzarla in vari pasti.
    - Preparare una grande quantità di zuppa di verdure o peperoncino che può essere congelata in porzioni individuali.
    - Arrostisci un vassoio di verdure miste da utilizzare in insalate, ciotole o come contorni.

2. Verdure pretagliate e prelavate

- **Che fa risparmiare tempo:** Le verdure pretagliate e prelavate possono farti risparmiare tempo durante le intense notti feriali e incoraggiarti a mangiare più verdure.

- **Magazzinaggio:** Conservate le verdure già tagliate in contenitori ermetici nel frigorifero.

3. Marinare le proteine

- **Sapore e Tenerezza:** Marinare in anticipo proteine come pollo, tofu o pesce ne esalta il sapore e le rende pronte per la cottura.

- **Marinatura notturna:** Per ottenere i migliori risultati, marinare le proteine durante la notte.

4. Assemblare gli ingredienti

- **Impostare:** Prepara e organizza tutti gli ingredienti prima della cottura per semplificare il processo e garantire che nulla venga dimenticato.

- **Controllo delle porzioni:** Misura le porzioni di snack, come noci e semi, per evitare di mangiare troppo.

Piani pasto settimanali

Creare piani pasto settimanali è un modo efficace per assicurarti di seguire una dieta equilibrata che supporti la gestione della polimialgia reumatica (PMR). Questi piani sono progettati per ridurre l'infiammazione, fornire nutrienti essenziali e rendere la preparazione dei pasti semplice e piacevole. Di seguito sono riportati i piani pasto settimanali dettagliati, ciascuno composto da colazioni, pranzi, cene e spuntini, adattati a una dieta antinfiammatoria.

Settimana 1: equilibrato e nutriente

Lunedi:

- **Colazione: Frullato di frutti di bosco e semi di chia**

    - Ingredienti: Latte di mandorla, frutti di bosco, spinaci, semi di chia, banana.

    - Istruzioni: Frullare tutti gli ingredienti fino ad ottenere un composto omogeneo.

- **Pranzo: Insalata di quinoa con verdure arrostite**

    - Ingredienti: quinoa cotta, patate dolci arrostite, peperoni, zucchine, ceci, salsa al limone e tahina.

    - Istruzioni: mescolare tutti gli ingredienti e condire con il condimento.

- **Cena: Salmone grigliato con riso integrale e broccoli al vapore**

    - Ingredienti: filetto di salmone, riso integrale, broccoli, olio d'oliva, limone.

- o Istruzioni: grigliare il salmone, cuocere il riso, cuocere a vapore i broccoli e condire con olio d'oliva e limone.

- **Merenda: Yogurt Greco con Noci e Miele**

    - o Ingredienti: yogurt greco, noci, miele.

    - o Istruzioni: guarnire lo yogurt con le noci e irrorare con il miele.

Martedì:

- **Colazione: Farina d'avena con mirtilli e semi di lino**

    - o Ingredienti: Fiocchi d'avena, mirtilli, semi di lino, latte di mandorle, burro di mandorle.

    - o Istruzioni: cuocere l'avena nel latte di mandorle, guarnire con mirtilli, semi di lino e un cucchiaio di burro di mandorle.

- **Pranzo: Zuppa Di Lenticchie Con Insalata Di Verdure Miste**

    - o Ingredienti: Lenticchie, carote, sedano, cipolle, spinaci, olio d'oliva, vinaigrette all'aceto balsamico.

    - o Preparazione: Cuocere le lenticchie con le verdure nel brodo, servire con verdure miste e vinaigrette.

- **Cena: Tofu saltato in padella con peperoni e piselli dolci**

    - o Ingredienti: tofu, peperoni, piselli dolci, aglio, zenzero, salsa di soia, riso integrale.

    - o Istruzioni: Soffriggere il tofu con verdure, aglio, zenzero e salsa di soia e servire su riso integrale.

- **Merenda: Mela a fette con burro di arachidi**

    - o Ingredienti: mela, burro di arachidi.

    - o Istruzioni: affettare la mela e servire con burro di arachidi.

Mercoledì:

- **Colazione: Toast di avocado con uovo in camicia**
    - o Ingredienti: Pane integrale, avocado, uova, semi di chia, succo di limone.
    - o Istruzioni: Tostare il pane, schiacciare l'avocado con il succo di limone, guarnire con l'uovo in camicia e i semi di chia.

- **Pranzo: Insalata Di Ceci Mediterranea**
    - o Ingredienti: ceci, cetrioli, pomodori, olive, formaggio feta, olio d'oliva, succo di limone.
    - o Istruzioni: Mescolare tutti gli ingredienti e condire con olio d'oliva e succo di limone.

- **Cena: Petto di pollo al forno con quinoa e cavoletti di Bruxelles arrostiti**
    - o Ingredienti: petto di pollo, quinoa, cavolini di Bruxelles, olio d'oliva, aglio in polvere.
    - o Istruzioni: Cuocere il pollo, cuocere la quinoa, arrostire i cavoletti di Bruxelles con olio d'oliva e aglio in polvere.

- **Merenda: Gambi di carote e sedano con hummus**
    - o Ingredienti: Carote, sedano, hummus.
    - o Istruzioni: Tagliare le verdure e servire con hummus.

Giovedì:

- **Colazione: Parfait allo yogurt greco con muesli e fragole**
    - o Ingredienti: yogurt greco, muesli, fragole, semi di chia.
    - o Istruzioni: mettere a strati yogurt, muesli e fragole, cospargere con semi di chia.

- **Pranzo: Frittata Di Spinaci E Funghi Con Insalata Mista**

    o Ingredienti: Uova, spinaci, funghi, cipolle, verdure miste, olio d'oliva.

    o Preparazione: Soffriggere le verdure, aggiungere le uova sbattute, cuocere fino a cottura, servire con verdure miste.

- **Cena: Soffritto di gamberi e verdure con riso al cavolfiore**

    o Ingredienti: gamberetti, peperoni, broccoli, piselli, aglio, zenzero, salsa di soia, riso al cavolfiore.

    o Istruzioni: Soffriggere gamberetti e verdure con aglio, zenzero e salsa di soia, servire sopra riso al cavolfiore.

- **Merenda: Una Manciata Di Mandorle E Cioccolato Fondente**

    o Ingredienti: Mandorle, cioccolato fondente.

    o Istruzioni: Servite una manciata di mandorle con un pezzetto di cioccolato fondente.

Venerdì:

- **Colazione: Ciotola per frullato con spinaci, banane e frutti di bosco**

    o Ingredienti: spinaci, banana, frutti di bosco, latte di mandorle, semi di chia, noci.

    o Istruzioni: frullare spinaci, banana, frutti di bosco e latte di mandorle, guarnire con semi di chia e noci.

- **Pranzo: Wrap di cereali integrali con hummus, avocado e verdure**

    o Ingredienti: wrap integrale, hummus, avocado, verdure miste (carote, peperoni, cetrioli).

    o Istruzioni: Distribuire l'hummus sulla pellicola, aggiungere l'avocado e le verdure e arrotolare.

- **Cena: Peperoncino di tacchino e patate dolci**

  - Ingredienti: tacchino macinato, patate dolci, fagioli neri, pomodori, cipolle, aglio, peperoncino in polvere.

  - Istruzioni: soffriggere la cipolla e l'aglio, aggiungere il tacchino, le patate dolci, i fagioli, i pomodori e le spezie e cuocere a fuoco lento fino a cottura.

- **Merenda: Pera affettata con formaggio**

  - Ingredienti: pera, formaggio (come Gouda o cheddar).

  - Istruzioni: Affettate la pera e servitela con fette di formaggio.

Sabato:

- **Colazione: Pancake integrali con frutti di bosco freschi**

  - Ingredienti: preparato per pancake integrali, frutti di bosco freschi, sciroppo d'acero.

  - Istruzioni: Preparare i pancake secondo la confezione, guarnire con i frutti di bosco e un filo di sciroppo d'acero.

- **Pranzo: Peperoni ripieni di quinoa e fagioli neri**

  - Ingredienti: peperoni, quinoa, fagioli neri, pomodori, mais, formaggio (facoltativo).

  - Istruzioni: Cuocere la quinoa, mescolarla con fagioli, pomodori e mais, farcire i peperoni, cuocere al forno e guarnire con formaggio se lo si desidera.

- **Cena: Merluzzo al forno con quinoa e spinaci saltati**

  - Ingredienti: Filetti di merluzzo, quinoa, spinaci, aglio, olio d'oliva, limone.

- o Preparazione: Cuocere il merluzzo, cuocere la quinoa, rosolare gli spinaci con aglio e olio d'oliva, servire con uno spicchio di limone.

- **Merenda: Insalata Di Frutta Mista**

  - o Ingredienti: Frutta fresca assortita (melone, frutti di bosco, uva).

  - o Istruzioni: Tritate la frutta e mescolatela.

Domenica:

- **Colazione: Uova Strapazzate Con Spinaci E Pomodori**

  - o Ingredienti: Uova, spinaci, pomodori, olio d'oliva, pane tostato integrale.

  - o Istruzioni: Saltare gli spinaci e i pomodori, uova strapazzate, servire con pane tostato integrale.

- **Pranzo: Spezzatino di ceci e verdure**

  - o Ingredienti: Ceci, pomodori, carote, sedano, cipolle, aglio, spinaci.

  - o Istruzioni: Cuocere le verdure e i ceci nel brodo, aggiungere gli spinaci e cuocere a fuoco lento fino al momento.

- **Cena: Spiedini di verdure grigliate e tofu con riso integrale**

  - o Ingredienti: Tofu, peperoni, zucchine, pomodorini, funghi, olio d'oliva, salsa di soia, riso integrale.

  - o Istruzioni: marinare il tofu e le verdure, infilarli negli spiedini, grigliarli e servire con riso integrale.

- **Merenda: Frutti di bosco freschi con yogurt greco**

  - o Ingredienti: frutti di bosco freschi, yogurt greco.

- o Istruzioni: servire i frutti di bosco con una cucchiaiata di yogurt greco.

Settimana 2: Varietà e sapore

Lunedi:

- **Colazione: Budino di Chia con latte di mandorle e frutti di bosco freschi**

    - o Ingredienti: Semi di Chia, latte di mandorle, miele, frutti di bosco freschi.

    - o Istruzioni: mescolare i semi di chia con latte di mandorle e miele, conservare in frigorifero per una notte, guarnire con le bacche al mattino.

- **Pranzo: Insalata di spinaci e fragole con noci e feta**

    - o Ingredienti: spinaci, fragole, noci, formaggio feta, vinaigrette balsamica.

    - o Istruzioni: Condire tutti gli ingredienti con la vinaigrette.

- **Cena: Pollo arrosto con patate dolci e fagiolini**

    - o Ingredienti: Cosce di pollo, patate dolci, fagiolini, olio d'oliva, rosmarino.

    - o Istruzioni: Arrostire il pollo e le patate dolci con olio d'oliva e rosmarino, aggiungere i fagiolini negli ultimi 15 minuti.

- **Merenda: Bastoncini di carote con guacamole**

    - o Ingredienti: carote, avocado, lime, sale.

    - o Istruzioni: schiacciare l'avocado con lime e sale, servire con bastoncini di carota.

Martedì:

- **Colazione: Frullato con cavolo riccio, ananas e banana**

    - Ingredienti: cavolo riccio, ananas, banana, acqua di cocco, semi di chia.

    - Istruzioni: Frullare tutti gli ingredienti fino ad ottenere un composto omogeneo.

- **Pranzo: Zuppa di pomodoro e basilico con insalata di contorno**

    - Ingredienti: Pomodori, basilico, aglio, cipolle, olio d'oliva, verdure miste, vinaigrette all'aceto balsamico.

    - Istruzioni: Cuocere i pomodori con aglio e cipolla, frullare con il basilico, servire con un contorno di insalata.

- **Cena: Peperoni ripieni con tacchino macinato e riso integrale**

    - Ingredienti: peperoni, tacchino macinato, riso integrale, pomodori, cipolle, aglio, cumino.

    - Istruzioni: cuocere il tacchino con cipolle, aglio e spezie, mescolare con riso cotto, farcire i peperoni e cuocere al forno.

- **Merenda: Una manciata di noci miste**

    - Ingredienti: Mandorle, noci, anacardi.

    - Istruzioni: Servire una piccola manciata di frutta secca mista.

Mercoledì:

- **Colazione: Avena notturna con burro di mandorle e banana**

    - Ingredienti: fiocchi d'avena, latte di mandorle, burro di mandorle, banana, semi di chia.

    - Istruzioni: unisci l'avena, il latte di mandorle e i semi di chia in un barattolo e conserva in frigorifero per una notte. Al mattino, guarnire con burro di mandorle e banana a fette.

- **Pranzo: Wrap di ceci e avocado**

  o Ingredienti: wrap integrale, ceci, avocado, spinaci, pomodorini, succo di limone.

  o Istruzioni: Schiacciare i ceci e l'avocado, mescolare con il succo di limone, spalmare sulla pellicola e guarnire con spinaci e pomodori, quindi arrotolare.

- **Cena: Salmone al forno con asparagi e quinoa**

  o Ingredienti: Filetto di salmone, asparagi, quinoa, olio d'oliva, limone.

  o Istruzioni: Cuocere il salmone e gli asparagi con olio d'oliva e limone, servire con la quinoa.

- **Merenda: Yogurt Greco con Miele e Mandorle**

  o Ingredienti: yogurt greco, miele, mandorle.

  o Istruzioni: guarnire lo yogurt greco con un filo di miele e una manciata di mandorle.

Giovedì:

- **Colazione: Muffin all'uovo con spinaci e funghi**

  o Ingredienti: Uova, spinaci, funghi, peperoni, olio d'oliva.

  o Istruzioni: Soffriggere le verdure, unirle alle uova sbattute, versare negli stampini per muffin e cuocere fino a cottura.

- **Pranzo: Stufato di lenticchie e verdure**

  o Ingredienti: Lenticchie, carote, sedano, pomodori, cipolle, aglio, spinaci.

  o Preparazione: Cuocere le lenticchie con le verdure nel brodo, aggiungere verso la fine gli spinaci.

- **Cena: Pollo saltato in padella con broccoli e riso integrale**

  - Ingredienti: petto di pollo, broccoli, peperoni, aglio, zenzero, salsa di soia, riso integrale.

  - Istruzioni: Soffriggere il pollo e le verdure con aglio e zenzero, aggiungere la salsa di soia e servire su riso integrale.

- **Merenda: Fette di mela con burro di mandorle**

  - Ingredienti: mela, burro di mandorle.

  - Istruzioni: affettare la mela e servire con burro di mandorle.

Venerdì:

- **Colazione: Ciotola per frullato con spinaci, mango e cocco**

  - Ingredienti: spinaci, mango, latte di cocco, semi di chia, muesli.

  - Istruzioni: frullare spinaci, mango e latte di cocco, versare in una ciotola e guarnire con semi di chia e muesli.

- **Pranzo: Insalata di tacchino e avocado**

  - Ingredienti: Insalata mista, petto di tacchino, avocado, pomodorini, cetrioli, olio d'oliva, succo di limone.

  - Istruzioni: Condire tutti gli ingredienti con olio d'oliva e succo di limone.

- **Cena: Funghi Portobello Ripieni Con Quinoa E Verdure**

  - Ingredienti: funghi Portobello, quinoa, spinaci, pomodorini, aglio, olio d'oliva.

  - Istruzioni: Cuocere la quinoa, rosolare gli spinaci e i pomodori con l'aglio, farcire i funghi e cuocere al forno.

- **Merenda: Gambi di sedano con hummus**

- o   Ingredienti: sedano, hummus.

- o   Preparazione: Tagliate il sedano a bastoncini e servitelo con l'hummus.

Sabato:

- **Colazione: Toast Integrali Con Avocado E Pomodorini**

  - o   Ingredienti: Pane integrale, avocado, pomodorini, semi di chia, succo di limone.

  - o   Istruzioni: Tostare il pane, schiacciare l'avocado con il succo di limone, spalmare sul pane tostato, guarnire con pomodorini tagliati a metà e semi di chia.

- **Pranzo: Tagliatelle di zucchine con pesto e pomodorini**

  - o   Ingredienti: Zucchine, pomodorini, pesto di basilico.

  - o   Istruzioni: Spiralizzare le zucchine, mescolarle con il pesto e ricoprirle con i pomodorini.

- **Cena: Tilapia al forno con patate dolci e fagiolini**

  - o   Ingredienti: filetti di tilapia, patate dolci, fagiolini, olio d'oliva, limone.

  - o   Istruzioni: cuocere al forno la tilapia, arrostire patate dolci e fagiolini con olio d'oliva, servire con uno spicchio di limone.

- **Merenda: Una manciata di Trail Mix**

  - o   Ingredienti: Noci miste, frutta secca, semi.

  - o   Istruzioni: Servire una piccola manciata di Trail Mix.

Domenica:

- **Colazione: Budino di semi di chia con latte di cocco e mango**

  - o   Ingredienti: semi di Chia, latte di cocco, mango, miele.

- o Istruzioni: mescolare i semi di chia con latte di cocco e miele, conservare in frigorifero per una notte e guarnire con mango a dadini.

- **Pranzo: Ciotola di verdure arrosto e quinoa**

  - o Ingredienti: Quinoa, verdure arrostite (zucchine, peperoni, carote), spinaci, olio d'oliva, glassa balsamica.

  - o Istruzioni: Cuocere la quinoa, arrostire le verdure, mescolare con gli spinaci, condire con olio d'oliva e glassa di aceto balsamico.

- **Cena: Pollo alla griglia con riso integrale e cavolo riccio saltato**

  - o Ingredienti: petto di pollo, riso integrale, cavolo riccio, aglio, olio d'oliva.

  - o Istruzioni: grigliare il pollo, cuocere il riso integrale, rosolare il cavolo riccio con aglio e olio d'oliva, servire insieme.

- **Merenda: Bacche fresche con mandorle**

  - o Ingredienti: Frutti di bosco freschi misti, mandorle.

  - o Istruzioni: servire i frutti di bosco freschi con una manciata di mandorle.

Settimana 3: saporita e varia

Lunedi:

- **Colazione: Budino di Chia al mango e cocco**

  - o Ingredienti: Semi di Chia, latte di cocco, mango a dadini, miele.

  - o Istruzioni: mescolare i semi di chia con latte di cocco e miele, conservare in frigorifero per una notte e guarnire con il mango al mattino.

- **Pranzo: Insalata di cous cous con ceci ed erbe fresche**

    o Ingredienti: Cous cous, ceci, prezzemolo, menta, pomodorini, cetriolo, succo di limone, olio d'oliva.

    o Istruzioni: Cuocere il cous cous, mescolarlo con i ceci, le erbe aromatiche tritate, i pomodori e il cetriolo, condire con succo di limone e olio d'oliva.

- **Cena: Pollo in crosta di erbe con purè di cavolfiore e fagiolini**

    o Ingredienti: Petto di pollo, erbe aromatiche fresche (timo, rosmarino), cavolfiore, fagiolini, olio d'oliva, aglio.

    o Istruzioni: ricoprire il pollo con le erbe aromatiche e cuocere al forno, cuocere a vapore e schiacciare il cavolfiore, rosolare i fagiolini con aglio e olio d'oliva.

- **Merenda: Fette Di Peperoni Con Hummus**

    o Ingredienti: peperoni, hummus.

    o Istruzioni: affettate i peperoni e serviteli con l'hummus.

Martedì:

- **Colazione: Cialde integrali con mirtilli**

    o Ingredienti: mix di waffle integrali, mirtilli freschi, sciroppo d'acero.

    o Istruzioni: Preparare i waffle secondo la confezione, guarnire con i mirtilli e un filo di sciroppo d'acero.

- **Pranzo: Insalata di barbabietole arrosto e quinoa**

    o Ingredienti: quinoa, barbabietole arrostite, formaggio di capra, noci, verdure miste, vinaigrette all'aceto balsamico.

    o Istruzioni: mescolare la quinoa cotta con barbabietole arrostite, formaggio di capra sbriciolato e noci, condire con verdure miste e vinaigrette.

- **Cena: Merluzzo al forno con patate dolci fritte e broccoli al vapore**

  o Ingredienti: Filetti di merluzzo, patate dolci, broccoli, olio d'oliva, limone, paprika.

  o Istruzioni: cuocere il merluzzo e le patate dolci fritte con olio d'oliva e paprika, broccoli al vapore e servire con uno spicchio di limone.

- **Merenda: Fette di cetriolo con salsa di avocado**

  o Ingredienti: Cetrioli, avocado, lime, sale.

  o Istruzioni: Schiacciare l'avocado con lime e sale, servire con fette di cetriolo.

Mercoledì:

- **Colazione: Frullato verde con spinaci, banana e latte di mandorle**

  o Ingredienti: Spinaci, banane, latte di mandorle, semi di lino.

  o Istruzioni: Frullare tutti gli ingredienti fino ad ottenere un composto omogeneo.

- **Pranzo: Wrap di tacchino e spinaci**

  o Ingredienti: impacco di cereali integrali, petto di tacchino, spinaci, hummus, peperoni.

  o Istruzioni: Distribuire l'hummus sulla pellicola, aggiungere il tacchino, gli spinaci e i peperoni a fette e arrotolare.

- **Cena: Barchette di zucchine ripiene con quinoa e verdure**

  o Ingredienti: Zucchine, quinoa, pomodorini, spinaci, aglio, olio d'oliva.

- o Istruzioni: Svuotare le zucchine, cuocere la quinoa e mescolarla con gli spinaci saltati, l'aglio e i pomodori, riempire le zucchine e cuocere al forno.

- **Merenda: Yogurt greco con miele e frutti di bosco freschi**

  - o Ingredienti: yogurt greco, miele, frutti di bosco.

  - o Istruzioni: Guarnire lo yogurt con miele e frutti di bosco.

Giovedì:

- **Colazione: Farina d'avena con mela e cannella**

  - o Ingredienti: Fiocchi d'avena, mela, cannella, latte di mandorle, noci.

  - o Istruzioni: Cuocere l'avena nel latte di mandorle, aggiungere la mela a dadini e la cannella, guarnire con le noci.

- **Pranzo: Stufato di lenticchie e patate dolci**

  - o Ingredienti: Lenticchie, patate dolci, cipolle, carote, sedano, aglio, brodo vegetale.

  - o Preparazione: Soffriggere cipolla, carota e sedano, aggiungere le lenticchie e le patate dolci tagliate a cubetti, cuocere nel brodo vegetale finché saranno tenere.

- **Cena: Gamberetti alla griglia con riso integrale e asparagi**

  - o Ingredienti: Gamberetti, riso integrale, asparagi, olio d'oliva, aglio, limone.

  - o Istruzioni: Grigliare i gamberi con olio d'oliva e aglio, servire con riso integrale e asparagi al vapore, guarnire con limone.

- **Merenda: Frutta secca mista e frutta secca**

  - o Ingredienti: Mandorle, noci, anacardi, mirtilli rossi secchi.

- o Istruzioni: mescola insieme noci e frutta secca per uno spuntino veloce.

Venerdì:

- **Colazione: Ciotola per frullato con spinaci, ananas e semi di chia**
    - o Ingredienti: Spinaci, ananas, banana, latte di mandorle, semi di chia, muesli.
    - o Istruzioni: Frullare gli spinaci, l'ananas, la banana e il latte di mandorle, versare in una ciotola, guarnire con i semi di chia e il muesli.

- **Pranzo: Insalata Di Ceci Mediterranea**
    - o Ingredienti: Ceci, pomodorini, cetrioli, cipolla rossa, olive, formaggio feta, olio d'oliva, succo di limone.
    - o Istruzioni: Mescolare tutti gli ingredienti e condire con olio d'oliva e succo di limone.

- **Cena: Cosce di pollo al forno con verdure arrosto e quinoa**
    - o Ingredienti: Cosce di pollo, carote, cavolini di Bruxelles, patate rosse, quinoa, olio d'oliva, rosmarino.
    - o Istruzioni: Arrostire il pollo e le verdure con olio d'oliva e rosmarino, cuocere la quinoa e servire insieme.

- **Merenda: Fette di mela con burro di mandorle**
    - o Ingredienti: mela, burro di mandorle.
    - o Istruzioni: affettare la mela e servire con burro di mandorle.

Sabato:

- **Colazione: Avocado e pomodoro su pane tostato integrale**
    - o Ingredienti: Pane integrale, avocado, pomodorini, semi di chia, succo di limone.

- o Istruzioni: Tostare il pane, schiacciare l'avocado con il succo di limone, spalmare sul pane tostato, guarnire con pomodorini tagliati a metà e semi di chia.

- **Pranzo: Zuppa Di Verdure Con Insalata Di Verdure Miste**

  - o Ingredienti: carote, sedano, pomodori, cipolle, cavolo riccio, brodo vegetale, insalata mista, vinaigrette all'aceto balsamico.

  - o Preparazione: Cuocere le verdure nel brodo finché saranno tenere, servire con un'insalata mista.

- **Cena: Soffriggere tacchino e verdure con riso integrale**

  - o Ingredienti: tacchino macinato, peperoni, piselli, carote, aglio, zenzero, salsa di soia, riso integrale.

  - o Istruzioni: Soffriggere il tacchino e le verdure con aglio, zenzero e salsa di soia e servire su riso integrale.

- **Merenda: Bastoncini di carote con guacamole**

  - o Ingredienti: carote, avocado, lime, sale.

  - o Istruzioni: Schiacciare l'avocado con lime e sale, servire con bastoncini di carota.

Domenica:

- **Colazione: Pancake integrali con frutti di bosco freschi**

  - o Ingredienti: preparato per pancake integrali, frutti di bosco freschi, sciroppo d'acero.

  - o Istruzioni: Preparare i pancake secondo la confezione, guarnire con i frutti di bosco e un filo di sciroppo d'acero.

- **Pranzo: Insalata di quinoa e fagioli neri**

  - o Ingredienti: quinoa, fagioli neri, mais, pomodorini, avocado, succo di lime, coriandolo.

- o Istruzioni: mescolare la quinoa cotta con fagioli neri, mais, pomodori e avocado, condire con succo di lime e coriandolo tritato.

- **Cena: Salmone al forno con purè di patate dolci e fagiolini**

  - o Ingredienti: Filetto di salmone, patate dolci, fagiolini, olio d'oliva, limone.

  - o Istruzioni: cuocere il salmone con olio d'oliva e limone, schiacciare le patate dolci cotte e i fagiolini al vapore.

- **Merenda: Insalata Di Frutta Mista**

  - o Ingredienti: Frutta fresca assortita (melone, frutti di bosco, uva).

  - o Istruzioni: Tritate la frutta e mescolatela.

Settimana 4: sana e varia

Lunedi:

- **Colazione: Budino di Chia con latte di mandorle e frutti di bosco freschi**

  - o Ingredienti: Semi di Chia, latte di mandorle, miele, frutti di bosco freschi.

  - o Istruzioni: mescolare i semi di chia con latte di mandorle e miele, conservare in frigorifero per una notte, guarnire con le bacche al mattino.

- **Pranzo: Insalata di spinaci e fragole con noci e feta**

  - o Ingredienti: spinaci, fragole, noci, formaggio feta, vinaigrette balsamica.

  - o Istruzioni: Condire tutti gli ingredienti con la vinaigrette.

- **Cena: Pollo arrosto con patate dolci e fagiolini**

- o   Ingredienti: Cosce di pollo, patate dolci, fagiolini, olio d'oliva, rosmarino.

- o   Istruzioni: Arrostire il pollo e le patate dolci con olio d'oliva e rosmarino, aggiungere i fagiolini negli ultimi 15 minuti.

- **Merenda: Bastoncini di carote con guacamole**

  - o   Ingredienti: carote, avocado, lime, sale.

  - o   Istruzioni: schiacciare l'avocado con lime e sale, servire con bastoncini di carota.

Martedì:

- **Colazione: Frullato con cavolo riccio, ananas e banana**

  - o   Ingredienti: cavolo riccio, ananas, banana, acqua di cocco, semi di chia.

  - o   Istruzioni: Frullare tutti gli ingredienti fino ad ottenere un composto omogeneo.

- **Pranzo: Zuppa di pomodoro e basilico con insalata di contorno**

  - o   Ingredienti: Pomodoro, basilico, aglio, cipolla, olio d'oliva, verdure miste, vinaigrette all'aceto balsamico.

  - o   Istruzioni: Cuocere i pomodori con aglio e cipolla, frullare con il basilico, servire con un contorno di insalata.

- **Cena: Peperoni ripieni con tacchino macinato e riso integrale**

  - o   Ingredienti: peperoni, tacchino macinato, riso integrale, pomodori, cipolle, aglio, cumino.

  - o   Istruzioni: cuocere il tacchino con cipolle, aglio e spezie, mescolare con riso cotto, farcire i peperoni e cuocere al forno.

- **Merenda: Una manciata di noci miste**

- Ingredienti: Mandorle, noci, anacardi.

- Istruzioni: Servire una piccola manciata di frutta secca mista.

Mercoledì:

- **Colazione: Avena notturna con burro di mandorle e fragole**

  - Ingredienti: fiocchi d'avena, latte di mandorle, burro di mandorle, fragole, semi di chia.

  - Istruzioni: unisci l'avena, il latte di mandorle e i semi di chia in un barattolo e conserva in frigorifero per una notte. Al mattino, guarnire con burro di mandorle e fragole a fette.

- **Pranzo: Ciotola Di Ceci Mediterranea**

  - Ingredienti: Ceci, pomodorini, cetrioli, cipolla rossa, olive, formaggio feta, quinoa, olio d'oliva, succo di limone.

  - Istruzioni: Mescolare tutti gli ingredienti e condire con olio d'oliva e succo di limone.

- **Cena: Salmone con quinoa e broccoli al vapore**

  - Ingredienti: Filetto di salmone, quinoa, broccoli, olio d'oliva, limone.

  - Istruzioni: Cuocere il salmone con olio d'oliva e limone, cuocere la quinoa e cuocere i broccoli al vapore.

- **Merenda: Gambi di sedano con burro di arachidi**

  - Ingredienti: Sedano, burro di arachidi.

  - Istruzioni: Servire i gambi di sedano con burro di arachidi.

Giovedì:

- **Colazione: Yogurt Greco con Miele e Noci**

    o   Ingredienti: yogurt greco, miele, noci.

    o   Istruzioni: Guarnire lo yogurt greco con un filo di miele e una manciata di noci.

- **Pranzo: Zuppa di lenticchie e verdure**

    o   Ingredienti: Lenticchie, carote, sedano, pomodori, spinaci, brodo vegetale.

    o   Preparazione: Cuocere le lenticchie con le verdure nel brodo, aggiungere verso la fine gli spinaci.

- **Cena: Pollo e verdure saltati in padella con riso integrale**

    o   Ingredienti: petto di pollo, peperoni, piselli, carote, aglio, zenzero, salsa di soia, riso integrale.

    o   Istruzioni: Soffriggere pollo e verdure con aglio, zenzero e salsa di soia e servire su riso integrale.

- **Merenda: Fette di mela con burro di mandorle**

    o   Ingredienti: mela, burro di mandorle.

    o   Istruzioni: affettare la mela e servire con burro di mandorle.

Venerdì:

- **Colazione: Frittata Di Spinaci E Funghi**

    o   Ingredienti: Uova, spinaci, funghi, olio d'oliva.

    o   Istruzioni: Soffriggere gli spinaci e i funghi, versarvi sopra le uova sbattute e cuocere fino a quando le uova si saranno rapprese.

- **Pranzo: Insalata di quinoa e fagioli neri**

- o Ingredienti: quinoa, fagioli neri, mais, pomodorini, avocado, succo di lime, coriandolo.

- o Istruzioni: mescolare la quinoa cotta con fagioli neri, mais, pomodori e avocado, condire con succo di lime e coriandolo tritato.

- **Cena: Merluzzo al forno con patate dolci e fagiolini**

  - o Ingredienti: Filetti di merluzzo, patate dolci, fagiolini, olio d'oliva, limone, paprika.

  - o Istruzioni: cuocere il merluzzo e le patate dolci fritte con olio d'oliva e paprika, fagiolini al vapore, servire con uno spicchio di limone.

- **Merenda: Fette di cetriolo con hummus**

  - o Ingredienti: cetrioli, hummus.

  - o Istruzioni: affettare i cetrioli e servire con l'hummus.

Sabato:

- **Colazione: Toast Integrali Con Avocado E Pomodoro**

  - o Ingredienti: Pane integrale, avocado, pomodorini, semi di chia, succo di limone.

  - o Istruzioni: Tostare il pane, schiacciare l'avocado con il succo di limone, spalmare sul pane tostato, guarnire con pomodorini tagliati a metà e semi di chia.

- **Pranzo: Zuppa Di Verdure Con Insalata Di Verdure Miste**

  - o Ingredienti: carote, sedano, pomodori, cipolle, cavolo riccio, brodo vegetale, insalata mista, vinaigrette all'aceto balsamico.

  - o Preparazione: Cuocere le verdure nel brodo finché saranno tenere, servire con un'insalata mista.

- **Cena: Gamberetti alla griglia con riso integrale e asparagi**

    o   Ingredienti: Gamberetti, riso integrale, asparagi, olio d'oliva, aglio, limone.

    o   Istruzioni: Grigliare i gamberi con olio d'oliva e aglio, servire con riso integrale e asparagi al vapore, guarnire con limone.

- **Merenda: Fette Di Peperoni Con Guacamole**

    o   Ingredienti: peperoni, avocado, lime, sale.

    o   Istruzioni: Schiacciare l'avocado con lime e sale, servire con fette di peperone.

Domenica:

- **Colazione: Budino di Chia con latte di cocco e mango**

    o   Ingredienti: semi di Chia, latte di cocco, mango, miele.

    o   Istruzioni: mescolare i semi di chia con latte di cocco e miele, conservare in frigorifero per una notte e guarnire con mango a dadini.

- **Pranzo: Insalata di barbabietole arrosto e quinoa**

    o   Ingredienti: quinoa, barbabietole arrostite, formaggio di capra, noci, verdure miste, vinaigrette all'aceto balsamico.

    o   Istruzioni: mescolare la quinoa cotta con barbabietole arrostite, formaggio di capra sbriciolato e noci, condire con verdure miste e vinaigrette.

- **Cena: Cosce di pollo al forno con verdure arrosto e quinoa**

    o   Ingredienti: Cosce di pollo, carote, cavolini di Bruxelles, patate rosse, quinoa, olio d'oliva, rosmarino.

    o   Istruzioni: Arrostire il pollo e le verdure con olio d'oliva e rosmarino, cuocere la quinoa e servire insieme.

- **Merenda: Insalata Di Frutta Mista**

  - o   Ingredienti: Frutta fresca assortita (melone, frutti di bosco, uva).

  - o   Istruzioni: Tritate la frutta e mescolatela.

Settimana 4: nutriente ed equilibrato

Lunedi:

- **Colazione: Frullato di mirtilli e spinaci**

  - o   Ingredienti: Spinaci, mirtilli, banana, latte di mandorle, semi di chia.

  - o   Istruzioni: Frullare tutti gli ingredienti fino ad ottenere un composto omogeneo.

- **Pranzo: Wrap di tacchino e avocado**

  - o   Ingredienti: wrap integrale, petto di tacchino, avocado, spinaci, pomodorini.

  - o   Istruzioni: Distribuire l'avocado sulla pellicola, aggiungere il tacchino, gli spinaci e i pomodori e arrotolare.

- **Cena: Salmone al forno con purè di cavolfiore e fagiolini**

  - o   Ingredienti: Filetto di salmone, cavolfiore, fagiolini, olio d'oliva, limone.

  - o   Istruzioni: Cuocere il salmone con olio d'oliva e limone, cuocere a vapore e schiacciare il cavolfiore, rosolare i fagiolini con aglio e olio d'oliva.

- **Merenda: Fette di mela con burro di mandorle**

  - o   Ingredienti: mela, burro di mandorle.

- o   Istruzioni: affettare la mela e servire con burro di mandorle.

Martedì:

- **Colazione: Cialde integrali con frutti di bosco freschi**

    - o   Ingredienti: mix di waffle integrali, frutti di bosco freschi, sciroppo d'acero.

    - o   Istruzioni: Preparare i waffle secondo la confezione, guarnire con i frutti di bosco e un filo di sciroppo d'acero.

- **Pranzo: Stufato di lenticchie e patate dolci**

    - o   Ingredienti: Lenticchie, patate dolci, cipolle, carote, sedano, aglio, brodo vegetale.

    - o   Preparazione: Soffriggere cipolla, carota e sedano, aggiungere le lenticchie e le patate dolci tagliate a cubetti, cuocere nel brodo vegetale finché saranno tenere.

- **Cena: Pollo alla griglia con riso integrale e broccoli al vapore**

    - o   Ingredienti: petto di pollo, riso integrale, broccoli, olio d'oliva, limone.

    - o   Istruzioni: grigliare il pollo, cuocere il riso integrale e cuocere i broccoli al vapore, quindi servire insieme a uno spicchio di limone.

- **Merenda: Fette Di Peperoni Con Hummus**

    - o   Ingredienti: peperoni, hummus.

    - o   Istruzioni: affettate i peperoni e serviteli con l'hummus.

Mercoledì:

- **Colazione: Avena notturna con burro di mandorle e banana**

    - o   Ingredienti: fiocchi d'avena, latte di mandorle, burro di mandorle, banana, semi di chia.

- o Istruzioni: unisci l'avena, il latte di mandorle e i semi di chia in un barattolo e conserva in frigorifero per una notte. Al mattino, guarnire con burro di mandorle e banana a fette.

- **Pranzo: Ciotola Di Ceci Mediterranea**

  - o Ingredienti: Ceci, pomodorini, cetrioli, cipolla rossa, olive, formaggio feta, quinoa, olio d'oliva, succo di limone.

  - o Istruzioni: Mescolare tutti gli ingredienti e condire con olio d'oliva e succo di limone.

- **Cena: Barchette di zucchine ripiene con quinoa e verdure**

  - o Ingredienti: Zucchine, quinoa, pomodorini, spinaci, aglio, olio d'oliva.

  - o Istruzioni: Svuotare le zucchine, cuocere la quinoa e mescolarla con gli spinaci saltati, l'aglio e i pomodori, riempire le zucchine e cuocere al forno.

- **Merenda: Yogurt greco con miele e frutti di bosco freschi**

  - o Ingredienti: yogurt greco, miele, frutti di bosco.

  - o Istruzioni: Guarnire lo yogurt con miele e frutti di bosco.

Giovedì:

- **Colazione: Frullato con cavolo riccio, ananas e banana**

  - o Ingredienti: cavolo riccio, ananas, banana, acqua di cocco, semi di chia.

  - o Istruzioni: Frullare tutti gli ingredienti fino ad ottenere un composto omogeneo.

- **Pranzo: Zuppa di pomodoro e basilico con insalata di contorno**

  - o Ingredienti: Pomodori, basilico, aglio, cipolle, olio d'oliva, verdure miste, vinaigrette all'aceto balsamico.

- o Istruzioni: Cuocere i pomodori con aglio e cipolla, frullare con il basilico, servire con un contorno di insalata.

- **Cena: Peperoni ripieni con tacchino macinato e riso integrale**

  - o Ingredienti: peperoni, tacchino macinato, riso integrale, pomodori, cipolle, aglio, cumino.

  - o Istruzioni: cuocere il tacchino con cipolle, aglio e spezie, mescolare con riso cotto, farcire i peperoni e cuocere al forno.

- **Merenda: Una manciata di noci miste**

  - o Ingredienti: Mandorle, noci, anacardi.

  - o Istruzioni: Servire una piccola manciata di frutta secca mista.

Venerdì:

- **Colazione: Budino di Chia con latte di mandorle e frutti di bosco freschi**

  - o Ingredienti: Semi di Chia, latte di mandorle, miele, frutti di bosco freschi.

  - o Istruzioni: mescolare i semi di chia con latte di mandorle e miele, conservare in frigorifero per una notte, guarnire con le bacche al mattino.

- **Pranzo: Insalata di spinaci e fragole con noci e feta**

  - o Ingredienti: spinaci, fragole, noci, formaggio feta, vinaigrette balsamica.

  - o Istruzioni: Condire tutti gli ingredienti con la vinaigrette.

- **Cena: Pollo arrosto con patate dolci e fagiolini**

  - o Ingredienti: cosce di pollo, patate dolci, verdure

Venerdì:

- **Cena: Pollo arrosto con patate dolci e fagiolini**

    o Ingredienti: Cosce di pollo, patate dolci, fagiolini, olio d'oliva, rosmarino.

    o Istruzioni: Arrostire il pollo e le patate dolci con olio d'oliva e rosmarino, aggiungere i fagiolini negli ultimi 15 minuti.

- **Merenda: Bastoncini di carote con guacamole**

    o Ingredienti: carote, avocado, lime, sale.

    o Istruzioni: schiacciare l'avocado con lime e sale, servire con bastoncini di carota.

Sabato:

- **Colazione: Avocado e pomodoro su pane tostato integrale**

    o Ingredienti: Pane integrale, avocado, pomodorini, semi di chia, succo di limone.

    o Istruzioni: Tostare il pane, schiacciare l'avocado con il succo di limone, spalmare sul pane tostato, guarnire con pomodorini tagliati a metà e semi di chia.

- **Pranzo: Zuppa Di Verdure Con Insalata Di Verdure Miste**

    o Ingredienti: carote, sedano, pomodori, cipolle, cavolo riccio, brodo vegetale, insalata mista, vinaigrette all'aceto balsamico.

    o Preparazione: Cuocere le verdure nel brodo finché saranno tenere, servire con un'insalata mista.

- **Cena: Gamberetti alla griglia con riso integrale e asparagi**

    o Ingredienti: Gamberetti, riso integrale, asparagi, olio d'oliva, aglio, limone.

- o Istruzioni: Grigliare i gamberi con olio d'oliva e aglio, servire con riso integrale e asparagi al vapore, guarnire con limone.

- **Merenda: Fette Di Peperoni Con Guacamole**

  - o Ingredienti: peperoni, avocado, lime, sale.

  - o Istruzioni: Schiacciare l'avocado con lime e sale, servire con fette di peperone.

Domenica:

- **Colazione: Budino di Chia con latte di cocco e mango**

  - o Ingredienti: semi di Chia, latte di cocco, mango, miele.

  - o Istruzioni: mescolare i semi di chia con latte di cocco e miele, conservare in frigorifero per una notte e guarnire con mango a dadini.

- **Pranzo: Insalata di barbabietole arrosto e quinoa**

  - o Ingredienti: quinoa, barbabietole arrostite, formaggio di capra, noci, verdure miste, vinaigrette all'aceto balsamico.

  - o Istruzioni: mescolare la quinoa cotta con barbabietole arrostite, formaggio di capra sbriciolato e noci, condire con verdure miste e vinaigrette.

- **Cena: Cosce di pollo al forno con verdure arrosto e quinoa**

  - o Ingredienti: Cosce di pollo, carote, cavolini di Bruxelles, patate rosse, quinoa, olio d'oliva, rosmarino.

  - o Istruzioni: Arrostire il pollo e le verdure con olio d'oliva e rosmarino, cuocere la quinoa e servire insieme.

- **Merenda: Insalata Di Frutta Mista**

  - o Ingredienti: Frutta fresca assortita (melone, frutti di bosco, uva).

    o   Istruzioni: Tritate la frutta e mescolatela.

Conclusione

Questo programma alimentare di quattro settimane offre un approccio equilibrato e nutriente alla gestione della polimialgia reumatica attraverso la dieta. Incorporando cibi antinfiammatori, garantendo una varietà di nutrienti e mantenendo pasti deliziosi e soddisfacenti, puoi sostenere la tua salute e il tuo benessere generale. Questi piani pasto sono progettati per essere flessibili e adattabili, consentendoti di scambiare ingredienti e pasti in base alle tue preferenze e al tuo stile di vita.

Ricorda, la dieta è solo una parte della gestione della polimialgia reumatica. L'esercizio fisico regolare, il sonno adeguato, la gestione dello stress e il seguire i consigli del proprio medico sono tutti componenti cruciali di un piano di gestione completo. Utilizza questa guida come punto di partenza per prendere il controllo della tua salute e migliorare la qualità della tua vita.

Questi piani pasto sono progettati per essere nutrienti, deliziosi e semplici da preparare. Incorporano una varietà di alimenti antinfiammatori e nutrienti bilanciati per aiutare a gestire efficacemente i sintomi della polimialgia reumatica.

Liste della spesa

Creare liste della spesa efficaci è essenziale per mantenere una dieta compatibile con la polimialgia reumatica. Questi elenchi sono progettati per allinearsi ai piani alimentari settimanali forniti in precedenza, garantendo di avere tutti gli ingredienti necessari per preparare pasti nutrienti e antinfiammatori.

Lista della spesa della settimana 1

Produrre:

- Spinaci (2 buste)

Dieta per polimialgia reumatica per principianti 2024

- Cavolo riccio (1 mazzo)
- Broccoli (1 testa)
- Carote (2 libbre)
- Peperoni (4)
- Pomodori (6)
- Pomodorini (1 litro)
- Cetrioli (2)
- Zucchine (4)
- Patate dolci (3)
- Patate rosse (2)
- Avocado (4)
- Mirtilli (1 litro)
- Fragole (1 litro)
- Mele (6)
- Banane (1 mazzo)
- Mango (1)
- Limoni (4)
- Aglio (1 bulbo)
- Zenzero (1 pezzo)
- Verdure miste (1 busta)
- Sedano (1 mazzo)
- Asparagi (1 mazzo)

Proteine:

- Petti di pollo (4)
- Cosce di pollo (4)
- Filetti di salmone (4)
- Gamberetti (1 libbra)
- Tacchino macinato (1 libbra)
- Uova (1 dozzina)
- Yogurt greco (1 contenitore)
- Burro di mandorle (1 vasetto)
- Burro di arachidi (1 vasetto)
- Hummus (1 contenitore)

Cereali e Legumi:

- Quinoa (1 libbra)
- Riso integrale (1 libbra)
- Fiocchi d'avena (1 contenitore)
- Pane integrale (1 pagnotta)
- Wrap di cereali integrali (1 confezione)
- Preparato per waffle integrali (1 confezione)
- Lenticchie (1 libbra)
- Ceci (2 lattine)
- Fagioli neri (2 lattine)

Latticini e alternative:

- Formaggio feta (1 blocco)
- Formaggio di capra (1 tronchetto)

- Latte di mandorle (1 cartone)
- Latte di cocco (1 lattina)

Elementi base della dispensa:

- Olio d'oliva (1 bottiglia)
- Semi di Chia (1 busta)
- Noci (1 busta)
- Mandorle (1 busta)
- Anacardi (1 busta)
- Noci miste (1 busta)
- Vinaigrette all'aceto balsamico (1 bottiglia)
- Sciroppo d'acero (1 bottiglia)
- Miele (1 vasetto)
- Brodo vegetale (1 cartone)
- Salsa di soia (1 bottiglia)
- Cumino (1 vasetto)
- Paprica (1 vasetto)
- Rosmarino (1 vasetto)

Lista della spesa della settimana 2

Produrre:

- Spinaci (2 buste)
- Cavolo riccio (1 mazzo)
- Broccoli (1 testa)

- Carote (2 libbre)
- Peperoni (4)
- Pomodori (6)
- Pomodorini (1 litro)
- Cetrioli (2)
- Zucchine (4)
- Patate dolci (3)
- Patate rosse (2)
- Avocado (4)
- Mirtilli (1 litro)
- Fragole (1 litro)
- Mele (6)
- Banane (1 mazzo)
- Mango (1)
- Limoni (4)
- Aglio (1 bulbo)
- Zenzero (1 pezzo)
- Verdure miste (1 busta)
- Sedano (1 mazzo)
- Asparagi (1 mazzo)
- Cipolla rossa (2)
- Piselli dolci (1 busta)

Proteine:

- Petti di pollo (4)

- Cosce di pollo (4)

- Filetti di salmone (4)

- Gamberetti (1 libbra)

- Tacchino macinato (1 libbra)

- Uova (1 dozzina)

- Yogurt greco (1 contenitore)

- Burro di mandorle (1 vasetto)

- Burro di arachidi (1 vasetto)

- Hummus (1 contenitore)

Cereali e Legumi:

- Quinoa (1 libbra)

- Riso integrale (1 libbra)

- Fiocchi d'avena (1 contenitore)

- Pane integrale (1 pagnotta)

- Wrap di cereali integrali (1 confezione)

- Preparato per waffle integrali (1 confezione)

- Lenticchie (1 libbra)

- Ceci (2 lattine)

- Fagioli neri (2 lattine)

Latticini e alternative:

- Formaggio feta (1 blocco)

- Formaggio di capra (1 tronchetto)

- Latte di mandorle (1 cartone)
- Latte di cocco (1 lattina)

Elementi base della dispensa:

- Olio d'oliva (1 bottiglia)
- Semi di Chia (1 busta)
- Noci (1 busta)
- Mandorle (1 busta)
- Anacardi (1 busta)
- Noci miste (1 busta)
- Vinaigrette all'aceto balsamico (1 bottiglia)
- Sciroppo d'acero (1 bottiglia)
- Miele (1 vasetto)
- Brodo vegetale (1 cartone)
- Salsa di soia (1 bottiglia)
- Cumino (1 vasetto)
- Paprica (1 vasetto)
- Rosmarino (1 vasetto)
- Olive nere (1 vasetto)
- Olive (1 vasetto)
- Salsa (1 vasetto)
- Acqua di cocco (1 cartone)
- Concentrato di pomodoro (1 lattina)
- Pomodori a cubetti (1 lattina)

Lista della spesa della settimana 3

Produrre:

- Spinaci (2 buste)

- Cavolo riccio (1 mazzo)

- Broccoli (1 testa)

- Carote (2 libbre)

- Peperoni (4)

- Pomodori (6)

- Pomodorini (1 litro)

- Cetrioli (2)

- Zucchine (4)

- Patate dolci (3)

- Patate rosse (2)

- Avocado (4)

- Mirtilli (1 litro)

- Fragole (1 litro)

- Mele (6)

- Banane (1 mazzo)

- Mango (1)

- Limoni (4)

- Aglio (1 bulbo)

- Zenzero (1 pezzo)

- Verdure miste (1 busta)
- Sedano (1 mazzo)
- Asparagi (1 mazzo)
- Cipolla rossa (2)
- Piselli dolci (1 busta)

Proteine:

- Petti di pollo (4)
- Cosce di pollo (4)
- Filetti di salmone (4)
- Gamberetti (1 libbra)
- Tacchino macinato (1 libbra)
- Uova (1 dozzina)
- Yogurt greco (1 contenitore)
- Burro di mandorle (1 vasetto)
- Burro di arachidi (1 vasetto)
- Hummus (1 contenitore)

Cereali e Legumi:

- Quinoa (1 libbra)
- Riso integrale (1 libbra)
- Fiocchi d'avena (1 contenitore)
- Pane integrale (1 pagnotta)
- Wrap di cereali integrali (1 confezione)
- Preparato per waffle integrali (1 confezione)

- Lenticchie (1 libbra)

- Ceci (2 lattine)

- Fagioli neri (2 lattine)

Latticini e alternative:

- Formaggio feta (1 blocco)

- Formaggio di capra (1 tronchetto)

- Latte di mandorle (1 cartone)

- Latte di cocco (1 lattina)

Elementi base della dispensa:

- Olio d'oliva (1 bottiglia)

- Semi di Chia (1 busta)

- Noci (1 busta)

- Mandorle (1 busta)

- Anacardi (1 busta)

- Noci miste (1 busta)

- Vinaigrette all'aceto balsamico (1 bottiglia)

- Sciroppo d'acero (1 bottiglia)

- Miele (1 vasetto)

- Brodo vegetale (1 cartone)

- Salsa di soia (1 bottiglia)

- Cumino (1 vasetto)

- Paprica (1 vasetto)

- Rosmarino (1 vasetto)

- Olive nere (1 vasetto)

- Olive (1 vasetto)

- Salsa (1 vasetto)

- Acqua di cocco (1 cartone)

- Concentrato di pomodoro (1 lattina)

- Pomodori a cubetti (1 lattina)

Lista della spesa della settimana 4

Produrre:

- Spinaci (2 buste)

- Cavolo riccio (1 mazzo)

- Broccoli (1 testa)

- Carote (2 libbre)

- Peperoni (4)

- Pomodori (6)

- Pomodorini (1 litro)

- Cetrioli (2)

- Zucchine (4)

- Patate dolci (3)

- Patate rosse (2)

- Avocado (4)

- Mirtilli (1 litro)

- Fragole (1 litro)

- Mele (6)
- Banane (1 mazzo)
- Mango (1)
- Limoni (4)
- Aglio (1 bulbo)
- Zenzero (1 pezzo)
- Verdure miste (1 busta)
- Sedano (1 mazzo)
- Asparagi (1 mazzo)
- Cipolla rossa (2)
- Piselli dolci (1 busta)

Proteine:

- Petti di pollo (4)
- Cosce di pollo (4)
- Filetti di salmone (4)
- Gamberetti (1 libbra)
- Tacchino macinato (1 libbra)
- Uova (1 dozzina)
- Yogurt greco (1 contenitore)
- Burro di mandorle (1 vasetto)
- Burro di arachidi (1 vasetto)
- Hummus (1 contenitore)

Cereali e Legumi:

- Quinoa (1 libbra)

- Riso integrale (1 libbra)

- Fiocchi d'avena (1 contenitore)

- Pane integrale (1 pagnotta)

- Wrap di cereali integrali (1 confezione)

- Preparato per waffle integrali (1 confezione)

- Lenticchie (1 libbra)

- Ceci (2 lattine)

- Fagioli neri (2 lattine)

Latticini e alternative:

- Formaggio feta (1 blocco)

- Formaggio di capra (1 tronchetto)

- Latte di mandorle (1 cartone)

- Latte di cocco (1 lattina)

Elementi base della dispensa:

- Olio d'oliva (1 bottiglia)

- Semi di Chia (1 busta)

- Noci (1 busta)

- Mandorle (1 busta)

- Anacardi (1 busta)

- Noci miste (1 busta)

- Vinaigrette all'aceto balsamico (1 bottiglia)

- Sciroppo d'acero (1 bottiglia)

- Miele (1 vasetto)

- Brodo vegetale (1 cartone)

- Salsa di soia (1 bottiglia)

- Cumino (1 vasetto)

- Paprica (1 vasetto)

- Rosmarino (1 vasetto)

- Olive nere (1 vasetto)

- Olive (1 vasetto)

- Salsa (1 vasetto)

- Acqua di cocco (1 cartone)

- Concentrato di pomodoro (1 lattina)

- Pomodori a cubetti (1 lattina)

Queste liste della spesa sono strutturate per garantire di avere tutti gli ingredienti essenziali necessari per i piani alimentari settimanali, pur mantenendo l'attenzione sugli alimenti antinfiammatori. Organizza i tuoi acquisti per renderli efficienti e senza stress

Di seguito sono riportati ulteriori suggerimenti per fare la spesa in modo efficace:

Suggerimenti per fare la spesa in modo efficiente

1. **Organizza la tua lista per sezioni**: classifica la tua lista della spesa per sezioni del negozio (prodotti, proteine, cereali, latticini, alimenti di base della dispensa) per semplificare la tua esperienza di acquisto.

2. **Acquista prodotti stagionali**: optare per frutta e verdura di stagione per un sapore e un valore nutritivo migliori. Anche i prodotti stagionali sono spesso più convenienti.

3. **Acquista in grandi quantità quando possibile**: Acquista prodotti di base come cereali, noci e semi sfusi per risparmiare denaro e ridurre i rifiuti di imballaggio.

4. **Leggere attentamente le etichette**: Quando acquisti alimenti confezionati, leggi le etichette per assicurarti che non contengano zuccheri nascosti, grassi dannosi o additivi artificiali.

5. **Pianificare in anticipo**: utilizza il tuo programma alimentare per creare una lista della spesa dettagliata e attieniti ad essa per evitare acquisti impulsivi che potrebbero non soddisfare i tuoi obiettivi dietetici.

6. **Investire in qualità**: ove possibile, investire in prodotti e proteine di alta qualità, biologici o di provenienza locale per massimizzare i benefici nutrizionali.

7. **Controlla le vendite e gli sconti**: Cerca sconti sui tuoi prodotti di base abituali, ma fai attenzione ad acquistare solo ciò che ti serve per evitare sprechi.

Conclusione

Avere una lista della spesa e un piano strutturati è una componente vitale per mantenere una dieta che supporti la gestione della polimialgia reumatica. Seguendo gli elenchi settimanali forniti e utilizzando i consigli per la spesa, puoi assicurarti che la tua dispensa sia fornita degli ingredienti giusti per preparare pasti nutrienti e antinfiammatori in linea con i tuoi obiettivi di salute. Una pianificazione coerente e uno shopping consapevole ti aiuteranno a rimanere sulla strada giusta e a rendere il tuo percorso alimentare piacevole e sostenibile.

Suggerimenti per la preparazione e la cottura dei pasti

Una preparazione e una cottura efficienti dei pasti possono rendere più facile attenersi alla dieta compatibile con la polimialgia reumatica per tutta la settimana. Ecco alcuni suggerimenti utili per semplificare il processo di preparazione dei pasti e rendere piacevole cucinare:

1. **Pianifica i tuoi pasti**: Prenditi del tempo ogni settimana per pianificare i tuoi pasti e spuntini. Consulta il tuo piano alimentare settimanale e crea una lista della spesa per assicurarti di avere tutti gli ingredienti necessari.

2. **Cottura in lotti**: Cuocere grandi quantità di alimenti di base come cereali, proteine e verdure arrostite all'inizio della settimana. Ciò farà risparmiare tempo durante i giorni feriali impegnativi e fornirà componenti già pronti per i pasti.

3. **Investi in strumenti per risparmiare tempo**: valuta la possibilità di investire in gadget da cucina come una pentola a cottura lenta, una pentola istantanea o un robot da cucina per semplificare la preparazione dei pasti. Questi strumenti possono aiutarti a cucinare i pasti in modo più rapido ed efficiente.

4. **Prepara gli ingredienti in anticipo**: Lavare, tritare e porzionare gli ingredienti in anticipo per semplificare la cottura. Conserva le verdure, i cereali e le proteine già pronte in contenitori o sacchetti richiudibili nel frigorifero per un facile accesso.

5. **Usa pasti adatti al congelatore**: Preparare in anticipo pasti adatti al congelatore come zuppe, stufati e sformati e conservarli in contenitori monoporzione. Questi pasti possono essere riscaldati rapidamente per comode cene settimanali.

6. **Crea un programma di preparazione dei pasti**: dedicare del tempo ogni settimana alla preparazione e alla cucina dei pasti. Scegli un giorno in cui hai più tempo a disposizione e rendilo parte integrante della tua routine.

7. **Sperimenta i pasti unici**: I pasti in una pentola come le fritture, le cene in padella e i pasti in teglia sono veloci da preparare e richiedono una pulizia minima. Sperimenta diverse combinazioni di sapori e ingredienti per rendere i pasti interessanti.

8. **Pratica il controllo delle porzioni**: utilizzare misurini, cucchiai e bilance da cucina per porzionare gli ingredienti ed evitare di mangiare troppo. Questo può aiutarti a mantenere un sano equilibrio di nutrienti e prevenire un eccessivo apporto calorico.

9. **Coinvolgi tutta la famiglia**: Cucinare può essere un'attività divertente ed educativa per tutta la famiglia. Incoraggia i bambini ad aiutare con compiti adatti alla loro età come lavare le verdure, mescolare gli ingredienti o apparecchiare la tavola.

10. **Rimani organizzato**: mantieni la tua cucina organizzata e fornita di strumenti e ingredienti essenziali per cucinare. Ciò renderà la preparazione e la cottura dei pasti più efficienti e divertenti.

Incorporando questi suggerimenti nella routine di preparazione dei pasti, puoi risparmiare tempo, ridurre lo stress e assicurarti di avere sempre pasti sani e deliziosi a portata di mano per supportare i tuoi obiettivi dietetici.

CAPITOLO 6

RICETTE

Colazione

Frullati antinfiammatori

I frullati sono un modo rapido e conveniente per integrare una varietà di nutrienti nella tua routine mattutina. Queste ricette di frullati antinfiammatori sono piene di sapore e benefici per la salute.

1. Frullato di frutti di bosco

- Ingredienti:
    - 1 tazza di spinaci
    - 1/2 tazza di frutti di bosco misti congelati (fragole, mirtilli, lamponi)
    - 1/2 banana matura
    - 1/2 tazza di latte di mandorle non zuccherato
    - 1 cucchiaio di semi di chia
    - 1 cucchiaino di miele o sciroppo d'acero (facoltativo)

- Istruzioni:
    - Metti tutti gli ingredienti in un frullatore.
    - Frullare fino ad ottenere un composto liscio e cremoso.
    - Assaggia e aggiusta la dolcezza, se necessario, con miele o sciroppo d'acero.
    - Versare in un bicchiere e gustare subito.

2. Frullato tropicale alla curcuma

- Ingredienti:

    o   1 tazza di spinaci

    o   Pezzi di ananas surgelati da 1/2 tazza

    o   Pezzi di mango surgelati da 1/2 tazza

    o   1/2 banana matura

    o   1/2 tazza di acqua di cocco

    o   1/2 cucchiaino di curcuma in polvere

    o   1 cucchiaio di zenzero grattugiato

    o   1 cucchiaio di farina di semi di lino

- Istruzioni:

    o   Unisci tutti gli ingredienti in un frullatore.

    o   Frullare fino ad ottenere un composto liscio e cremoso.

    o   Assaggia e aggiusta la dolcezza se necessario.

    o   Versare in un bicchiere e servire subito.

Abbondanti colazioni integrali

Inizia la giornata con queste ricette soddisfacenti e nutrienti per la colazione a base di cereali integrali che ti terranno pieno di energia e soddisfatto fino all'ora di pranzo.

1. Ciotola per la colazione con quinoa

- Ingredienti:

    o   1/2 tazza di quinoa cotta

    o   1/4 tazza di latte di mandorle

103

- o 1/2 cucchiaino di cannella

- o 1 cucchiaio di miele o sciroppo d'acero

- o 1/4 tazza di frutti di bosco misti

- o 1 cucchiaio di noci tritate (mandorle, noci o noci pecan)

- o Condimenti opzionali: banana a fette, cocco grattugiato, semi di chia

- Istruzioni:

  - o In una casseruola, scaldare il latte di mandorle fino a renderlo caldo.

  - o Mescolare la quinoa cotta, la cannella e il miele o lo sciroppo d'acero.

  - o Cuocere per 2-3 minuti, mescolando di tanto in tanto, finché non sarà completamente riscaldato.

  - o Trasferisci il composto di quinoa in una ciotola.

  - o Completare con frutti di bosco misti, noci tritate e eventuali condimenti opzionali a scelta.

  - o Servire caldo e buon appetito!

2. Avena notturna

- Ingredienti:

  - o 1/2 tazza di fiocchi d'avena

  - o 1/2 tazza di latte di mandorle

  - o 1/4 tazza di yogurt greco

  - o 1 cucchiaio di semi di chia

  - o 1 cucchiaio di miele o sciroppo d'acero

  - o 1/4 cucchiaino di estratto di vaniglia

- o Guarnizioni: banana a fette, frutti di bosco, noci, semi, scaglie di cocco

- Istruzioni:

  - o In un barattolo o contenitore, unisci fiocchi d'avena, latte di mandorle, yogurt greco, semi di chia, miele o sciroppo d'acero ed estratto di vaniglia.

  - o Mescolare bene per unire.

  - o Coprire e conservare in frigorifero durante la notte o per almeno 4 ore.

  - o Al mattino, mescola l'avena e aggiungi i tuoi condimenti preferiti.

  - o Gustatelo freddo o tiepido, a seconda delle vostre preferenze.

Queste ricette per la colazione sono progettate per iniziare la giornata con un pasto nutriente e delizioso che supporta la tua salute e il tuo benessere generale. Sentiti libero di personalizzarli con i tuoi ingredienti e sapori preferiti per soddisfare le tue preferenze di gusto.

Pranzo

Insalatiera antinfiammatoria

Le insalate sono versatili, soddisfacenti e perfette per un pranzo nutriente. Queste ricette di insalatiere antinfiammatorie sono ricche di verdure colorate, grassi sani e proteine per mantenerti pieno di energia durante il giorno.

1. Insalatiera mediterranea di ceci

- Ingredienti:

  - o 1 tazza di quinoa cotta

- o   1 tazza di ceci in scatola, scolati e sciacquati
- o   1/2 tazza di pomodorini, tagliati a metà
- o   1/4 tazza di cetriolo a dadini
- o   1/4 tazza di cipolla rossa a dadini
- o   1/4 tazza di olive Kalamata a fette
- o   2 cucchiai di formaggio feta sbriciolato
- o   2 cucchiai di prezzemolo fresco tritato
- o   2 cucchiai di olio extravergine di oliva
- o   1 cucchiaio di succo di limone
- o   Sale e pepe a piacere

- Istruzioni:
  - o   In una grande ciotola, unisci la quinoa cotta, i ceci, i pomodorini, il cetriolo, la cipolla rossa, le olive, la feta e il prezzemolo.
  - o   Condire l'insalata con olio d'oliva e succo di limone.
  - o   Condite con sale e pepe a piacere.
  - o   Mescola delicatamente per unire.
  - o   Dividete l'insalata nelle ciotole e servite subito.

2. Ciotola del Buddha vegetariano arcobaleno

- Ingredienti:
  - o   1 tazza di riso integrale cotto o quinoa
  - o   1 tazza di verdure miste
  - o   1/2 tazza di patate dolci arrostite
  - o   1/2 tazza di cimette di broccoli al vapore

- o 1/4 tazza di cavolo viola tritato
- o 1/4 tazza di carote tritate
- o 1/4 tazza di peperoni a fette
- o 1/4 tazza di cetriolo affettato
- o 2 cucchiai di mandorle a fette
- o 2 cucchiai di salsa tahini (fatta con tahini, succo di limone, aglio e acqua)
- o Proteine opzionali: pollo grigliato, tofu o ceci

- Istruzioni:
  - o Disporre il riso cotto o la quinoa e le verdure miste nelle ciotole.
  - o Completare con patate dolci arrostite, cimette di broccoli al vapore, cavolo tritato, carote, peperoni, cetriolo e mandorle a fette.
  - o Condire con salsa tahini.
  - o Se lo desideri, aggiungi pollo grigliato, tofu o ceci per un ulteriore apporto proteico.
  - o Servire subito e buon appetito!

3. Insalatiera con tonno e avocado

- Ingredienti:
  - o 1 lattina (5 once) di tonno, sgocciolato
  - o 1 avocado maturo, tagliato a cubetti
  - o 1/4 tazza di cipolla rossa a dadini
  - o 1/4 tazza di cetriolo a dadini
  - o 1/4 tazza di peperone a dadini

- o 1 cucchiaio di coriandolo fresco tritato

- o 1 cucchiaio di succo di lime

- o Sale e pepe a piacere

- o Verdure miste o spinaci per servire

- **Istruzioni:**

    - o In una ciotola, unisci tonno, avocado, cipolla rossa, cetriolo, peperone, coriandolo e succo di lime.

    - o Condite con sale e pepe a piacere.

    - o Mescolare delicatamente fino a quando non sarà ben combinato.

    - o Servire su un letto di verdure miste o spinaci.

    - o Godetevi immediatamente.

Queste vivaci ricette di insalatiere sono facili da personalizzare con i tuoi ingredienti e condimenti preferiti. Sono perfetti per un pranzo soddisfacente e nutriente che ti manterrà carico e concentrato per tutto il pomeriggio.

Zuppe e stufati soddisfacenti

Le zuppe e gli stufati sono confortanti, nutrienti e perfetti per serate intime. Queste ricette soddisfacenti sono ricche di ingredienti antinfiammatori per supportare la tua salute e il tuo benessere.

1. Zuppa di verdure di lenticchie

- **Ingredienti:**

    - o 1 tazza di lenticchie verdi, sciacquate e scolate

    - o 4 tazze di brodo vegetale

- o 1 cipolla, tagliata a dadini
- o 2 carote, a dadini
- o 2 gambi di sedano, tagliati a dadini
- o 2 spicchi d'aglio, tritati
- o 1 cucchiaino di cumino macinato
- o 1 cucchiaino di curcuma macinata
- o 1/2 cucchiaino di paprika
- o Sale e pepe a piacere
- o Prezzemolo fresco per guarnire

- Istruzioni:

  - o In una pentola capiente, scaldare l'olio d'oliva a fuoco medio.

  - o Aggiungere cipolla, carota e sedano tagliati a dadini. Cuocere fino a quando ammorbidito, circa 5 minuti.

  - o Aggiungere l'aglio tritato, il cumino macinato, la curcuma e la paprika. Cuocere per un altro minuto finché non diventa fragrante.

  - o Aggiungete nella pentola le lenticchie sciacquate e il brodo vegetale. Portare a ebollizione, quindi abbassare la fiamma e cuocere a fuoco lento per 20-25 minuti o fino a quando le lenticchie saranno tenere.

  - o Condite con sale e pepe a piacere.

  - o Servire caldo, guarnendo con prezzemolo fresco.

2. Zuppa di zucca e cavolo riccio

- Ingredienti:

- o   1 zucca butternut, sbucciata, senza semi e tagliata a dadini

- o   1 cipolla, tagliata a dadini

- o   2 spicchi d'aglio, tritati

- o   4 tazze di brodo vegetale

- o   2 tazze di cavolo riccio tritato

- o   1 cucchiaino di timo secco

- o   Sale e pepe a piacere

- o   Olio d'oliva per cucinare

- o   Condimenti facoltativi: semi di zucca tostati, yogurt greco

- Istruzioni:

  - o   In una pentola capiente, scaldare l'olio d'oliva a fuoco medio.

  - o   Aggiungere la cipolla tagliata a dadini e cuocere fino a quando diventa traslucida, circa 5 minuti.

  - o   Aggiungere l'aglio tritato e la zucca a dadini. Cuocere per altri 5 minuti.

  - o   Versare il brodo vegetale e aggiungere il timo secco. Portare a ebollizione, quindi abbassare la fiamma e cuocere a fuoco lento per 20-25 minuti o fino a quando la zucca sarà tenera.

  - o   Usa un frullatore ad immersione per frullare la zuppa fino ad ottenere una consistenza omogenea.

  - o   Mescolare il cavolo riccio tritato e cuocere a fuoco lento per altri 5 minuti finché il cavolo riccio non sarà appassito.

  - o   Condite con sale e pepe a piacere.

- o Servire caldo, guarnendo con semi di zucca tostati e un cucchiaino di yogurt greco se lo si desidera.

3. Zuppa di pollo alla curcuma

- Ingredienti:
  - o 2 petti di pollo disossati e senza pelle, tagliati a dadini
  - o 4 tazze di brodo di pollo
  - o 1 cipolla, tagliata a dadini
  - o 2 carote, a dadini
  - o 2 gambi di sedano, tagliati a dadini
  - o 2 spicchi d'aglio, tritati
  - o 1 cucchiaio di zenzero grattugiato
  - o 1 cucchiaino di curcuma macinata
  - o 1/2 cucchiaino di cumino macinato
  - o Sale e pepe a piacere
  - o Coriandolo fresco per guarnire

- Istruzioni:
  - o In una pentola capiente, scaldare l'olio d'oliva a fuoco medio.
  - o Aggiungere cipolla, carota e sedano tagliati a dadini. Cuocere fino a quando ammorbidito, circa 5 minuti.
  - o Aggiungere l'aglio tritato, lo zenzero grattugiato, la curcuma macinata e il cumino macinato. Cuocere per un altro minuto finché non diventa fragrante.
  - o Aggiungi i petti di pollo a dadini e il brodo di pollo nella pentola. Portare a ebollizione, quindi abbassare la fiamma

e cuocere a fuoco lento per 15-20 minuti o fino a quando il pollo sarà cotto.

- o   Condite con sale e pepe a piacere.

- o   Servire caldo, guarnito con coriandolo fresco.

Queste zuppe e stufati soddisfacenti sono ricchi di sapore e nutrimento, rendendoli perfetti per una cena nutriente. Sentiti libero di personalizzare le ricette con le tue verdure, erbe e spezie preferite per soddisfare le tue preferenze di gusto.

Cena

Piatti proteici magri e verdure

La cena è l'occasione perfetta per gustare un pasto equilibrato con proteine magre e tante verdure colorate. Queste ricette sono deliziose, soddisfacenti e ricche di sostanze nutritive per sostenere la tua salute.

1. Salmone alle erbe e limone al forno

- Ingredienti:

  - o   4 filetti di salmone

  - o   2 cucchiai di olio d'oliva

  - o   2 spicchi d'aglio, tritati

  - o   Scorza e succo di 1 limone

  - o   1 cucchiaio di prezzemolo fresco tritato

  - o   1 cucchiaio di aneto fresco tritato

  - o   Sale e pepe a piacere

  - o   Fette di limone per guarnire

- Istruzioni:

- o Preriscaldare il forno a 200°C (400°F). Foderare una teglia con carta da forno.

- o In una piccola ciotola, sbatti insieme l'olio d'oliva, l'aglio tritato, la scorza di limone, il succo di limone, il prezzemolo tritato e l'aneto tritato.

- o Disporre i filetti di salmone sulla teglia preparata. Condire con sale e pepe.

- o Cospargere la miscela di erbe e limone sui filetti di salmone, distribuendola uniformemente.

- o Metti le fette di limone sopra ogni filetto per un sapore extra.

- o Cuocere per 12-15 minuti o fino a quando il salmone sarà completamente cotto e si sfalderà facilmente con una forchetta.

- o Servire caldo, guarnito con altre erbe fresche se lo si desidera.

2. Pollo alla griglia al balsamico con verdure arrostite

- Ingredienti:

  - o 4 petti di pollo disossati e senza pelle

  - o 1/4 di tazza di aceto balsamico

  - o 2 cucchiai di olio d'oliva

  - o 2 spicchi d'aglio, tritati

  - o 1 cucchiaino di erbe italiane essiccate

  - o Sale e pepe a piacere

  - o 2 tazze di verdure miste (peperoni, zucchine, pomodorini)

  - o Basilico fresco per guarnire

- Istruzioni:

  - In una ciotola, sbatti insieme aceto balsamico, olio d'oliva, aglio tritato, erbe aromatiche italiane essiccate, sale e pepe.

  - Disporre i petti di pollo in un piatto fondo e versarvi sopra la marinata balsamica. Marinare per almeno 30 minuti o fino a 4 ore in frigorifero.

  - Preriscaldare la griglia a fuoco medio-alto. Rimuovere il pollo dalla marinata ed eliminare la marinata in eccesso.

  - Grigliare i petti di pollo per 6-8 minuti per lato, o fino a quando saranno cotti e non saranno più rosati al centro.

  - Mentre il pollo griglia, condisci le verdure miste con olio d'oliva, sale e pepe. Disponeteli su una teglia foderata con carta da forno.

  - Arrostire le verdure in forno a 200°C per 15-20 minuti o fino a quando saranno tenere e caramellate.

  - Servire il pollo grigliato al balsamico con verdure arrostite, guarnito con basilico fresco.

Ciotole di cereali sani

Le ciotole per cereali sono un'opzione per la cena versatile e soddisfacente che ti consente di essere creativo con i tuoi ingredienti preferiti. Ecco due deliziose varianti da provare:

1. Ciotola di quinoa mediterranea

- Ingredienti:

  - 1 tazza di quinoa cotta

  - 1/2 tazza di ceci cotti

- o 1/2 tazza di pomodorini, tagliati a metà

- o 1/4 tazza di cetriolo affettato

- o 1/4 tazza di olive Kalamata a fette

- o 2 cucchiai di formaggio feta sbriciolato

- o 2 cucchiai di prezzemolo fresco tritato

- o 2 cucchiai di hummus

- o Spicchi di limone per servire

- Istruzioni:

  - o In una ciotola, disporre a strati la quinoa cotta, i ceci cotti, i pomodorini, il cetriolo, le olive, il formaggio feta e il prezzemolo.

  - o Versare l'hummus sulla ciotola.

  - o Servire con spicchi di limone a parte da spremere sopra la ciotola prima di mangiare.

2. Ciotola di riso integrale con tofu Teriyaki

- Ingredienti:

  - o 1 tazza di riso integrale cotto

  - o 1 tazza di tofu a cubetti, al forno o in padella

  - o 1/2 tazza di cimette di broccoli al vapore

  - o 1/4 tazza di carote tritate

  - o 1/4 tazza di peperoni a fette

  - o 2 cucchiai di salsa teriyaki

  - o Semi di sesamo per guarnire

  - o Cipolle verdi affettate per guarnire

- Istruzioni:

    - In una ciotola, mettere a strati il riso integrale cotto, il tofu a cubetti, le cimette di broccoli al vapore, le carote sminuzzate e i peperoni a fette.

    - Versare la salsa teriyaki sulla ciotola.

    - Cospargere con semi di sesamo e cipolle verdi affettate.

    - Servire subito e buon appetito!

Questi piatti proteici e vegetali magri, insieme a salutari ciotole di cereali, sono perfetti per una cena nutriente e soddisfacente. Sentiti libero di personalizzare le ricette con i tuoi ingredienti e sapori preferiti per soddisfare le tue preferenze di gusto.

Snack e dessert

Snack antinfiammatori

Fare spuntini può essere una parte importante della giornata, fornendo energia e sostanze nutritive tra i pasti. Queste idee per snack antinfiammatori sono deliziose, soddisfacenti e ricche di ingredienti nutrienti per sostenere la tua salute.

1. Bastoncini vegetariani con hummus

- Ingredienti:

    - Bastoncini di carote

    - Fette di cetriolo

    - Strisce di peperoni

    - Pomodorini

    - Hummus per immersione

2. Yogurt greco perfetto

- Ingredienti:

116

- o   yogurt greco

- o   Frutti di bosco misti (fragole, mirtilli, lamponi)

- o   muesli

- o   Miele o sciroppo d'acero (facoltativo)

3. Fette di mela al burro di mandorle

- Ingredienti:

  - o   Fette di mela

  - o   Burro di mandorle

  - o   Cannella (facoltativa)

4. Miscela di tracce

- Ingredienti:

  - o   Frutta secca mista (mandorle, noci, anacardi)

  - o   Frutta secca (uvetta, albicocche, mirtilli rossi)

  - o   Semi di zucca

  - o   Gocce di cioccolato fondente (facoltativo)

Dolci salutari

Soddisfa la tua voglia di dolci con queste idee di dessert sane e nutrienti, perfette per soddisfare la voglia senza sensi di colpa.

1. Corteccia di cioccolato fondente con noci e semi

- Ingredienti:

  - o   Cioccolato fondente (70% di cacao o superiore)

  - o   Noci e semi misti (mandorle, noci, semi di zucca, semi di girasole) o   Frutta secca (mirtilli rossi, ciliegie, albicocche)

2. Biscotti di farina d'avena e banane

- Ingredienti:

    o   Banane mature

    o   Fiocchi d'avena

    o   Cannella

    o   Uvetta o gocce di cioccolato (facoltativo)

3. Budino di semi di Chia

- Ingredienti:

    o   Semi di chia

    o   Latte di cocco o latte di mandorle

    o   Estratto di vaniglia

    o   Sciroppo d'acero o miele (facoltativo)

    o   Frutta fresca per guarnire (frutti di bosco, banane a fette)

4. Corteccia di yogurt congelato

- Ingredienti:

    o   yogurt greco

    o   Miele o sciroppo d'acero

    o   bacche fresche

    o   Granola o noci tritate

Questi snack e dessert sono perfetti per soddisfare l'appetito e sostenere i tuoi obiettivi di salute. Sentiti libero di sperimentare ingredienti e sapori diversi per creare le tue deliziose creazioni.

CAPITOLO 7

CAMBIAMENTI NELLO STILE DI VITA PER SUPPORTARE LA DIETA

Apportare cambiamenti allo stile di vita insieme a modifiche dietetiche può migliorare notevolmente il tuo benessere generale e migliorare la gestione della polimialgia reumatica. Ecco alcuni aggiustamenti dello stile di vita da considerare:

1. Esercizio regolare:

- Impegnarsi in un'attività fisica regolare per migliorare la flessibilità articolare, la forza muscolare e la mobilità generale.

- Scegli esercizi a basso impatto come camminare, nuotare, yoga e andare in bicicletta per ridurre lo sforzo sulle articolazioni.

2. Gestione dello stress:

- Pratica tecniche di riduzione dello stress come la meditazione, esercizi di respirazione profonda o consapevolezza per aiutare a gestire il dolore e l'infiammazione.

- Incorpora tecniche di rilassamento nella tua routine quotidiana per promuovere un senso di calma e benessere.

3. Sonno adeguato:

- Dai priorità alla qualità del sonno mantenendo un programma di sonno coerente e creando una routine rilassante prima di andare a dormire.

- Obiettivo per 7-9 ore di sonno ininterrotto ogni notte per supportare la salute e la funzione immunitaria ottimali.

4. Smettere di fumare:

- Se fumi, considera di smettere per ridurre l'infiammazione e migliorare la salute generale.

- Chiedi supporto a operatori sanitari, gruppi di supporto o programmi per smettere di fumare per aiutarti a smettere con successo.

5. Gestione del peso:

- Mantenere un peso sano per ridurre lo stress sulle articolazioni e migliorare la mobilità generale.

- Concentrati su una dieta equilibrata ricca di frutta, verdura, cereali integrali e proteine magre per supportare gli obiettivi di controllo del peso.

6. Rimani idratato:

- Bevi molta acqua durante il giorno per rimanere idratato e sostenere la salute delle articolazioni.

- Limitare il consumo di bevande zuccherate e alcol, che possono contribuire all'infiammazione e alla disidratazione.

7. Supporto sociale:

- Cerca il sostegno di amici, familiari o gruppi di supporto per affrontare le sfide della convivenza con la polimialgia reumatica.

- Connettiti con altri che comprendono le tue esperienze e possono offrire incoraggiamento ed empatia.

8. Controlli medici regolari:

- Pianifica appuntamenti regolari con il tuo medico per monitorare le tue condizioni e adattare il trattamento secondo necessità.

- Tieniti informato sui nuovi sviluppi nella gestione della polimialgia reumatica e discuti eventuali dubbi o domande con il tuo team sanitario.

Incorporando questi cambiamenti nello stile di vita nella tua routine quotidiana, puoi integrare i tuoi sforzi dietetici e migliorare la qualità generale della tua vita con la Polimialgia Reumatica.

L'importanza dell'attività fisica

L'attività fisica regolare svolge un ruolo cruciale nella gestione della polimialgia reumatica e nella promozione della salute e del benessere generale. Ecco alcuni motivi principali per cui l'attività fisica è importante:

1. Mantiene la flessibilità articolare e l'ampiezza del movimento:

- L'esercizio fisico regolare aiuta a mantenere le articolazioni flessibili e mobili, riducendo la rigidità e migliorando la libertà di movimento. Ciò è particolarmente importante per le persone affette da polimialgia reumatica, che possono avvertire dolore e rigidità articolare.

2. Rafforza i muscoli e le ossa:

- Impegnarsi in esercizi di allenamento della forza aiuta a costruire e mantenere la forza muscolare, che può supportare la funzione e la stabilità articolare. Inoltre, gli esercizi con pesi aiutano a promuovere la salute delle ossa e a ridurre il rischio di osteoporosi.

3. Riduce l'infiammazione e il dolore:

- È stato dimostrato che l'attività fisica ha effetti antinfiammatori, che possono aiutare a ridurre l'infiammazione associata alla polimialgia reumatica e ad alleviare il dolore. L'esercizio fisico regolare stimola anche il rilascio di endorfine, sostanze chimiche naturali che alleviano il dolore nel corpo.

4. Migliora l'umore e il benessere mentale:

- L'esercizio fisico ha effetti di miglioramento dell'umore e può aiutare a ridurre i sentimenti di ansia, depressione e stress.

L'attività fisica rilascia neurotrasmettitori come la serotonina e la dopamina, che promuovono sentimenti di felicità e relax.

5. Supporta la gestione del peso:

- L'attività fisica regolare svolge un ruolo chiave nel mantenimento di un peso sano e nella prevenzione dell'obesità, che è importante per la gestione della polimialgia reumatica. L'eccesso di peso può esacerbare il dolore e l'infiammazione delle articolazioni.

6. Migliora la salute cardiovascolare:

- L'esercizio aerobico, come camminare, nuotare o andare in bicicletta, rafforza il cuore e migliora la salute cardiovascolare. Questo è importante per le persone affette da polimialgia reumatica, poiché potrebbero essere a maggior rischio di malattie cardiovascolari.

7. Aumenta i livelli di energia e la qualità della vita:

- L'attività fisica regolare aumenta i livelli di energia e migliora la vitalità generale e la qualità della vita. Impegnarsi in attività divertenti può fornire un senso di realizzazione e soddisfazione.

8. Promuove l'indipendenza e l'abilità funzionale:

- Mantenendo la forza, la flessibilità e la mobilità attraverso l'esercizio, le persone affette da polimialgia reumatica possono migliorare la propria indipendenza e capacità di svolgere attività quotidiane.

È importante impegnarsi in una varietà di attività fisiche che ti piacciono e che siano appropriate al tuo livello di forma fisica e alle tue condizioni di salute. Consulta il tuo medico prima di iniziare qualsiasi nuovo programma di esercizi, soprattutto se hai problemi di salute o condizioni mediche di base.

Incorporando un'attività fisica regolare nella tua routine, puoi gestire efficacemente i sintomi della polimialgia reumatica, migliorare la salute generale e migliorare la qualità della vita.

Tecniche di gestione dello stress

Gestire lo stress è importante per le persone che vivono con la polimialgia reumatica, poiché lo stress può esacerbare i sintomi e avere un impatto sul benessere generale. Ecco alcune tecniche efficaci di gestione dello stress da considerare:

1. Meditazione consapevole:

- Pratica la meditazione consapevole per coltivare la consapevolezza del momento presente e ridurre lo stress. Concentrati sul respiro, sulle sensazioni corporee e sui pensieri senza giudizio.

2. Esercizi di respirazione profonda:

- Pratica esercizi di respirazione profonda per attivare la risposta di rilassamento del corpo e ridurre i livelli di stress. Prova la respirazione diaframmatica o esercizi di respirazione guidata.

3. Rilassamento muscolare progressivo (PMR):

- La PMR prevede la tensione e il rilassamento sistematici di diversi gruppi muscolari per rilasciare la tensione fisica e favorire il rilassamento. Pratica regolarmente la PMR per alleviare la tensione muscolare e lo stress.

4. Yoga e Tai Chi:

- Impegnati in pratiche di movimento delicate e consapevoli come lo yoga o il tai chi per ridurre lo stress, migliorare la flessibilità e migliorare il benessere generale. Queste pratiche incorporano anche tecniche di respirazione e meditazione.

5. Attività fisica:

- Un'attività fisica regolare, come camminare, nuotare o andare in bicicletta, può aiutare a ridurre lo stress e favorire il rilassamento rilasciando endorfine, le sostanze chimiche naturali che migliorano l'umore del corpo.

123

6. Espressione creativa:

- Impegnarsi in attività creative come dipingere, scrivere o suonare musica per esprimere emozioni, ridurre lo stress e favorire il rilassamento.

7. Supporto sociale:

- Cerca il sostegno di amici, familiari o gruppi di supporto per condividere le tue esperienze, ricevere incoraggiamento e sentirti connesso. Il supporto sociale può aiutare a mitigare gli effetti dello stress.

8. Gestione del tempo e definizione delle priorità:

- Pratica tecniche efficaci di gestione del tempo, come creare elenchi di cose da fare e dare priorità alle attività, per ridurre i sentimenti di sopraffazione e stress.

9. Tecniche di rilassamento:

- Esplora tecniche di rilassamento come la visualizzazione, l'immaginazione guidata o l'aromaterapia per creare un senso di calma e relax.

10. Limitare l'esposizione ai fattori di stress: - Identificare e limitare l'esposizione alle fonti di stress nel proprio ambiente, siano essi fattori di stress legati al lavoro, alle relazioni o personali.

11. Cercare un aiuto professionale: - Se trovi difficile gestire lo stress da solo, valuta la possibilità di chiedere supporto a un professionista della salute mentale, un consulente o un terapista che possa fornire guida e supporto.

Incorporando queste tecniche di gestione dello stress nella tua routine quotidiana, puoi ridurre i livelli di stress, migliorare le capacità di coping e migliorare il benessere generale mentre convivi con la Polimialgia reumatica.

Suggerimenti per il sonno e il recupero

Un sonno di qualità è essenziale per la salute e il benessere generale, soprattutto per le persone che vivono con la polimialgia reumatica. Ecco alcuni suggerimenti per migliorare la qualità del sonno e favorire il recupero:

1. Mantieni un programma di sonno coerente:

- Vai a letto e svegliati alla stessa ora ogni giorno, anche nei fine settimana, per regolare l'orologio interno del tuo corpo e migliorare la qualità del sonno.

2. Crea una routine rilassante per andare a dormire:

- Stabilisci una routine rilassante prima di andare a dormire per segnalare al tuo corpo che è ora di rilassarsi. Ciò può includere attività come leggere, fare un bagno caldo o praticare tecniche di rilassamento.

3. Crea un ambiente di sonno confortevole:

- Assicurati che la tua camera da letto favorisca il sonno mantenendola fresca, buia e silenziosa. Investi in un materasso e cuscini comodi che sostengano il tuo corpo e favoriscano il relax.

4. Limita il tempo trascorso davanti allo schermo prima di andare a letto:

- Evita di utilizzare dispositivi elettronici come smartphone, tablet e computer nelle ore che precedono il momento di andare a dormire, poiché la luce blu emessa può disturbare il sonno.

5. Pratica le tecniche di rilassamento:

- Pratica tecniche di rilassamento come la respirazione profonda, il rilassamento muscolare progressivo o la meditazione per calmare la mente e il corpo prima di andare a dormire.

6. Limita la caffeina e gli stimolanti:

- Evita di consumare caffeina e stimolanti nel pomeriggio e alla sera, poiché possono interferire con la tua capacità di addormentarti e di mantenere il sonno.

7. Gestire il dolore e il disagio:

- Prendi tutti i farmaci o gli antidolorifici prescritti come indicato dal tuo medico per gestire il dolore e il disagio associati alla polimialgia reumatica, che possono disturbare il sonno.

8. Rimani attivo durante il giorno:

- Impegnarsi in un'attività fisica regolare durante il giorno per favorire l'affaticamento fisico e migliorare la qualità del sonno. Fai solo attenzione a non fare esercizio troppo prima di andare a dormire, poiché può avere un effetto stimolante.

9. Pratica le tecniche di rilassamento:

- Pratica tecniche di rilassamento come la respirazione profonda, il rilassamento muscolare progressivo o la visualizzazione per favorire il rilassamento e preparare il corpo al sonno.

10. Cerca un trattamento per i disturbi del sonno: - Se si verificano disturbi del sonno persistenti o sintomi di disturbi del sonno come insonnia o apnea notturna, rivolgersi a un operatore sanitario per la valutazione e il trattamento.

11. Monitora i tuoi schemi di sonno: - Tieni traccia dei tuoi schemi e delle tue abitudini di sonno utilizzando un diario del sonno o un'app per smartphone per identificare tendenze e aree di miglioramento.

Incorporando questi suggerimenti sul sonno e sul recupero nella tua routine quotidiana, puoi migliorare la qualità del sonno, migliorare il recupero e sostenere la salute e il benessere generale mentre convivi con la polimialgia reumatica.

CAPITOLO 8

Oltre ai cambiamenti nella dieta e alle modifiche dello stile di vita, alcuni individui affetti da polimialgia reumatica possono prendere in considerazione l'idea di incorporare integratori e terapie alternative nel loro piano di gestione. Ecco alcune opzioni da esplorare:

1. Acidi grassi Omega-3:

- Gli acidi grassi Omega-3, presenti negli integratori di olio di pesce, hanno proprietà antinfiammatorie e possono aiutare a ridurre l'infiammazione associata alla polimialgia reumatica.

2. Curcuma/Curcumina:

- La curcumina, il composto attivo della curcuma, ha proprietà antinfiammatorie e antiossidanti. Alcuni studi suggeriscono che gli integratori di curcuma possono aiutare a ridurre il dolore e l'infiammazione in condizioni come la polimialgia reumatica.

3. Zenzero:

- Lo zenzero contiene composti con proprietà antinfiammatorie e analgesiche. Gli integratori di zenzero o il consumo di tè allo zenzero possono aiutare ad alleviare il dolore e l'infiammazione associati alla polimialgia reumatica.

4. Vitamina D:

- La carenza di vitamina D è comune negli individui con condizioni autoimmuni come la polimialgia reumatica. L'integrazione con vitamina D può aiutare a sostenere la funzione immunitaria e ridurre l'infiammazione.

5. Probiotici:

- I probiotici sono batteri benefici che supportano la salute dell'intestino e la funzione immunitaria. Alcune ricerche suggeriscono che gli integratori probiotici possono aiutare a modulare l'infiammazione e migliorare i sintomi nelle condizioni autoimmuni.

6. Agopuntura:

- L'agopuntura prevede l'inserimento di aghi sottili in punti specifici del corpo per stimolare il flusso energetico e favorire la guarigione. Alcuni individui affetti da polimialgia reumatica trovano l'agopuntura utile per ridurre il dolore e migliorare la mobilità.

7. Massoterapia:

- La massoterapia può aiutare a rilassare i muscoli, ridurre la tensione e alleviare il dolore associato alla polimialgia reumatica. Può anche migliorare la circolazione e favorire il rilassamento generale.

8. Terapie mente-corpo:

- Le terapie mente-corpo come lo yoga, il tai chi e il qigong incorporano movimenti delicati, tecniche di respirazione e meditazione per favorire il rilassamento, ridurre lo stress e migliorare il benessere generale.

9. Terapia del caldo e del freddo:

- L'applicazione di impacchi caldi o freddi alle articolazioni colpite può aiutare ad alleviare il dolore e ridurre l'infiammazione nella polimialgia reumatica. Sperimenta sia la terapia del caldo che quella del freddo per determinare quale funziona meglio per te.

10. Consultazione con il fornitore di servizi sanitari: - Prima di iniziare qualsiasi nuovo integratore o terapia alternativa, è importante consultare il proprio medico. Possono fornire indicazioni su opzioni sicure e appropriate in base alle esigenze di salute individuali e alla storia medica.

Sebbene gli integratori e le terapie alternative possano offrire ulteriore supporto per la gestione dei sintomi della polimialgia reumatica, dovrebbero essere utilizzati come parte di un piano di trattamento completo e in combinazione con il consiglio medico e i farmaci prescritti.

Supplementi benefici

Alcuni integratori possono offrire potenziali benefici per le persone affette da polimialgia reumatica sostenendo la salute generale e rispondendo a esigenze nutrizionali specifiche. Ecco alcuni integratori che potrebbero essere utili:

1. Acidi grassi Omega-3:

- Gli acidi grassi Omega-3, comunemente presenti negli integratori di olio di pesce, hanno proprietà antinfiammatorie che possono aiutare a ridurre l'infiammazione e alleviare i sintomi associati alla polimialgia reumatica.

2. Vitamina D:

- Molti individui con condizioni autoimmuni come la polimialgia reumatica hanno bassi livelli di vitamina D. L'integrazione con vitamina D può supportare la funzione immunitaria e la salute delle ossa.

3. Calcio:

- L'integrazione di calcio può essere importante per i soggetti affetti da polimialgia reumatica, soprattutto se viene utilizzata la terapia con corticosteroidi, poiché i corticosteroidi possono aumentare il rischio di osteoporosi.

4. Magnesio:

- Il magnesio svolge un ruolo nella funzione muscolare e nel rilassamento. L'integrazione con magnesio può aiutare ad alleviare i crampi muscolari e migliorare la qualità del sonno.

5. Curcuma/Curcumina:

- La curcumina, il composto attivo della curcuma, ha proprietà antinfiammatorie. L'integrazione con curcuma o curcumina può aiutare a ridurre l'infiammazione e alleviare il dolore associato alla polimialgia reumatica.

6. Zenzero:

- Lo zenzero contiene composti con proprietà antinfiammatorie e analgesiche. Gli integratori di zenzero o il tè allo zenzero possono aiutare a ridurre il dolore e l'infiammazione nei soggetti affetti da polimialgia reumatica.

7. Probiotici:

- I probiotici supportano la salute dell'intestino e la funzione immunitaria. L'integrazione con probiotici può aiutare a modulare l'infiammazione e migliorare i sintomi in condizioni autoimmuni come la polimialgia reumatica.

8. Coenzima Q10 (CoQ10):

- Il CoQ10 è un antiossidante che supporta la produzione di energia cellulare. L'integrazione con CoQ10 può aiutare a ridurre lo stress ossidativo e sostenere la salute generale.

9. Glucosamina e condroitina:

- La glucosamina e la condroitina sono spesso utilizzate per sostenere la salute delle articolazioni e possono essere utili per le persone affette da polimialgia reumatica che soffrono di rigidità e disagio articolari.

10. Vitamine del gruppo B: - Le vitamine del gruppo B, tra cui B6, B12 e folato, svolgono un ruolo nel metabolismo energetico e nella funzione nervosa. L'integrazione con vitamine del gruppo B può aiutare a sostenere la salute e il benessere generale.

Prima di iniziare qualsiasi nuovo regime di integratori, è importante consultare il proprio medico. Possono fornire indicazioni su un'integrazione sicura e appropriata in base alle esigenze di salute individuali, all'anamnesi medica e agli eventuali farmaci che potresti assumere.

Approcci di medicina integrativa

La medicina integrativa combina trattamenti medici convenzionali con terapie complementari e alternative per affrontare gli aspetti fisici, emotivi e spirituali della salute e del benessere. Ecco alcuni approcci di medicina integrativa che possono apportare benefici alle persone affette da polimialgia reumatica:

1. Agopuntura:

- L'agopuntura prevede l'inserimento di aghi sottili in punti specifici del corpo per stimolare il flusso energetico e favorire la guarigione. Alcuni individui affetti da polimialgia reumatica trovano l'agopuntura utile per ridurre il dolore e migliorare la mobilità.

2. Terapia del massaggio:

- La massoterapia può aiutare a rilassare i muscoli, ridurre la tensione e alleviare il dolore associato alla polimialgia reumatica. Può anche migliorare la circolazione e favorire il rilassamento generale.

3. Riduzione dello stress basata sulla consapevolezza (MBSR):

- MBSR è un programma strutturato che combina meditazione consapevole, yoga dolce ed esercizi mente-corpo per ridurre lo stress e migliorare il benessere generale. Può essere utile per le persone che vivono con condizioni di dolore cronico come la polimialgia reumatica.

4. Tai Chi e Qigong:

- Tai Chi e Qigong sono pratiche delicate mente-corpo che implicano movimenti lenti e fluidi, respirazione profonda e meditazione. Queste pratiche possono migliorare l'equilibrio, la flessibilità e il benessere fisico e mentale generale.

5. Fitoterapia:

- Alcuni rimedi erboristici possono avere proprietà antinfiammatorie o analgesiche che possono integrare i trattamenti convenzionali per la polimialgia reumatica. Tuttavia, è essenziale consultare un erborista qualificato o un operatore sanitario prima di utilizzare qualsiasi integratore a base di erbe.

6. Approcci dietetici:

- La nutrizione gioca un ruolo cruciale nella gestione di condizioni infiammatorie come la polimialgia reumatica. I professionisti della medicina integrativa possono raccomandare modifiche dietetiche, compresi cibi antinfiammatori, per sostenere la salute generale e ridurre l'infiammazione.

7. Tecniche di riduzione dello stress:

- Tecniche di gestione dello stress come la meditazione consapevole, esercizi di respirazione profonda e rilassamento muscolare progressivo possono aiutare a ridurre lo stress e promuovere il rilassamento, che può alleviare i sintomi della polimialgia reumatica.

8. Modifiche allo stile di vita:

- La medicina integrativa enfatizza le modifiche dello stile di vita come l'esercizio fisico regolare, un sonno adeguato e abitudini alimentari sane per sostenere la salute e il benessere generale.

Questi cambiamenti nello stile di vita possono integrare i trattamenti convenzionali per la polimialgia reumatica.

9. Assistenza collaborativa:

- La medicina integrativa incoraggia la collaborazione tra operatori sanitari convenzionali e professionisti complementari per fornire un'assistenza olistica e centrata sul paziente. Questo approccio garantisce che le persone affette da polimialgia reumatica ricevano piani di trattamento completi e personalizzati.

Gli approcci di medicina integrativa possono offrire ulteriore supporto e risorse per le persone che vivono con la polimialgia reumatica. È essenziale lavorare con un team sanitario che includa sia professionisti convenzionali che integrativi per sviluppare un piano di trattamento su misura che soddisfi le tue esigenze e preferenze specifiche.

Rimedi erboristici e loro usi

I rimedi erboristici sono stati utilizzati per secoli per alleviare i sintomi di varie condizioni di salute, compresi i disturbi infiammatori come la polimialgia reumatica. Sebbene le prove scientifiche a sostegno dell'efficacia dei rimedi erboristici per la polimialgia reumatica siano limitate, alcune erbe possono offrire potenziali benefici. Ecco alcuni rimedi erboristici comunemente usati e i loro presunti usi:

1. Artiglio del diavolo (Harpagophytum procumbens):

- L'artiglio del diavolo è originario dell'Africa meridionale e ha proprietà antinfiammatorie. Viene spesso utilizzato per alleviare il dolore e l'infiammazione associati all'artrite e ad altre condizioni infiammatorie.

2. Boswellia (Boswellia serrata):

- La Boswellia è una resina estratta dall'albero Boswellia ed è stata tradizionalmente utilizzata nella medicina ayurvedica per le sue proprietà antinfiammatorie. Può aiutare a ridurre l'infiammazione e alleviare il dolore articolare in condizioni come la polimialgia reumatica.

3. Curcuma (Curcuma longa):

- La curcuma contiene curcumina, un composto con potenti proprietà antinfiammatorie e antiossidanti. Può aiutare a ridurre l'infiammazione e il dolore associati alla polimialgia reumatica se assunto come integratore o incorporato nella dieta.

4. Zenzero (Zingiber officinale):

- Lo zenzero ha proprietà antinfiammatorie e analgesiche e può aiutare a ridurre il dolore e l'infiammazione associati a condizioni infiammatorie come la polimialgia reumatica. Può essere consumato fresco, essiccato o come integratore.

5. Corteccia di salice (Salix spp.):

- La corteccia di salice contiene salicina, un composto con proprietà antinfiammatorie e antidolorifiche simili all'aspirina. Può aiutare ad alleviare il dolore e l'infiammazione in condizioni come la polimialgia reumatica.

6. Ortica (Urtica dioica):

- L'ortica ha proprietà antinfiammatorie e può aiutare a ridurre l'infiammazione e il dolore associati all'artrite e ad altre condizioni infiammatorie. Può essere consumato come tè, tintura o integratore.

7. Arnica (Arnica montana):

- L'arnica è comunemente usata localmente come crema o gel per ridurre il dolore e l'infiammazione associati a stiramenti muscolari, contusioni e artrite. Può fornire un sollievo temporaneo ai sintomi della polimialgia reumatica.

8. Capsaicina (Capsicum annum):

- La capsaicina, derivata dal peperoncino, ha proprietà analgesiche e può aiutare a ridurre il dolore associato a condizioni infiammatorie come la polimialgia reumatica se applicata localmente.

È importante notare che, sebbene i rimedi erboristici possano offrire potenziali benefici per la gestione dei sintomi della polimialgia reumatica, dovrebbero essere usati con cautela e sotto la guida di un operatore sanitario. Alcune erbe possono interagire con i farmaci o avere effetti avversi, soprattutto a dosi elevate o con un uso prolungato.

Prima di utilizzare qualsiasi rimedio a base di erbe, consulta il tuo medico per assicurarti che siano sicuri e appropriati per le tue esigenze di salute individuali e la tua storia medica.

CAPITOLO 9

Gestire le riacutizzazioni e monitorare i progressi sono aspetti essenziali per gestire efficacemente la polimialgia reumatica. Ecco alcune strategie per aiutarti a superare le riacutizzazioni e monitorare i tuoi progressi:

1. Riconoscere i primi segnali d'allarme:

- Impara a riconoscere i primi segni premonitori di una riacutizzazione, come aumento del dolore, rigidità, affaticamento o gonfiore. Presta attenzione ai segnali del tuo corpo e agisci tempestivamente.

2. Riposati e rilassati:

- Durante una riacutizzazione, dare priorità al riposo ed evitare sforzi eccessivi. Segui il ritmo durante il giorno, bilanciando l'attività con periodi di riposo per prevenire l'esacerbazione dei sintomi.

3. Utilizzare la terapia del calore o del freddo:

- Applicare impacchi caldi o freddi sulle articolazioni colpite per alleviare il dolore e l'infiammazione durante le riacutizzazioni. Sperimenta sia la terapia del caldo che quella del freddo per determinare quale fornisce il maggior sollievo.

4. Gestione dei farmaci:

- Assicurati di assumere i farmaci prescritti come indicato dal tuo medico, soprattutto durante le riacutizzazioni. Segui attentamente il tuo piano di trattamento e non esitare a contattare il tuo medico se riscontri un peggioramento dei sintomi.

5. Esercizio delicato:

- Impegnati in esercizi delicati e a basso impatto come camminare, nuotare o fare yoga dolce per mantenere la mobilità e la flessibilità durante le riacutizzazioni. Evitare attività ad alto impatto che potrebbero esacerbare i sintomi.

6. Gestione dello stress:

- Pratica tecniche di riduzione dello stress come la respirazione profonda, la meditazione o la consapevolezza per aiutare a gestire i livelli di stress durante le riacutizzazioni. Lo stress può esacerbare i sintomi, quindi dare priorità alla gestione dello stress è fondamentale.

7. Monitorare i sintomi:

- Tieni un diario dei sintomi per tenere traccia dei sintomi, inclusi i livelli di dolore, rigidità, affaticamento e qualsiasi altro cambiamento che noti. Questo può aiutarti a identificare modelli e fattori scatenanti delle riacutizzazioni.

8. Comunica con il tuo team sanitario:

- Rimani in contatto regolare con il tuo medico e il team di reumatologia, soprattutto durante le riacutizzazioni. Sii proattivo nel segnalare cambiamenti nei sintomi e nel discutere gli aggiustamenti del trattamento.

9. Segui uno stile di vita sano:

- Mantenere uno stile di vita sano seguendo una dieta equilibrata, facendo esercizio fisico regolare, rimanendo idratati e dando priorità al sonno. Uno stile di vita sano può aiutare a sostenere il benessere generale e ridurre la frequenza e la gravità delle riacutizzazioni.

10. Tieni traccia dei progressi: - Utilizza misure oggettive per monitorare i tuoi progressi nel tempo, come mobilità articolare, livelli di dolore, utilizzo di farmaci e capacità funzionale. Ciò può aiutare te e il tuo medico a

137

valutare l'efficacia del piano di trattamento e ad apportare le modifiche necessarie.

Implementando queste strategie, puoi gestire efficacemente le riacutizzazioni e monitorare i tuoi progressi nella gestione della polimialgia reumatica. Ricorda di dare priorità alla cura di te stesso e di chiedere supporto al tuo team sanitario quando necessario.

Identificazione e gestione delle riacutizzazioni

Le riacutizzazioni sono periodi di maggiore attività della malattia caratterizzati da un peggioramento di sintomi quali dolore, rigidità, affaticamento e infiammazione nei soggetti affetti da polimialgia reumatica. Ecco come identificare e gestire efficacemente le riacutizzazioni:

1. Riconoscere i primi segnali d'allarme:

- Sii vigile per i primi segni premonitori di una riacutizzazione, come aumento del dolore articolare, rigidità, affaticamento o gonfiore. Imparare a riconoscere questi segnali consente un intervento e una gestione tempestivi.

2. Tieni traccia dei sintomi:

- Tieni un diario dei sintomi per tenere traccia dei cambiamenti dei sintomi nel tempo. Prendi nota della gravità e della durata dei sintomi durante le riacutizzazioni, nonché di eventuali fattori scatenanti o schemi.

3. Riposati e rilassati:

- Durante una riacutizzazione, dare priorità al riposo ed evitare sforzi eccessivi. Segui il ritmo durante il giorno, bilanciando l'attività con periodi di riposo per prevenire l'esacerbazione dei sintomi.

4. Utilizzare la terapia del calore o del freddo:

- Applicare impacchi caldi o freddi sulle articolazioni colpite per alleviare il dolore e l'infiammazione durante le riacutizzazioni. Sperimenta sia la terapia del caldo che quella del freddo per determinare quale fornisce il maggior sollievo.

5. Gestione dei farmaci:

- Assicurati di assumere i farmaci prescritti come indicato dal tuo medico, soprattutto durante le riacutizzazioni. Segui attentamente il tuo piano di trattamento e non esitare a contattare il tuo medico se riscontri un peggioramento dei sintomi.

6. Impegnarsi in esercizi delicati:

- Partecipare a esercizi delicati e a basso impatto come camminare, nuotare o fare stretching leggero per mantenere la mobilità e la flessibilità articolare durante le riacutizzazioni. Evitare attività ad alto impatto che potrebbero esacerbare i sintomi.

7. Gestione dello stress:

- Pratica tecniche di riduzione dello stress come la respirazione profonda, la meditazione o esercizi di rilassamento per aiutare a gestire i livelli di stress durante le riacutizzazioni. Lo stress può esacerbare i sintomi, quindi è essenziale dare priorità alla gestione dello stress.

8. Mantieni uno stile di vita sano:

- Segui una dieta equilibrata, fai esercizio fisico regolare, rimani idratato e dai priorità al sonno adeguato per sostenere il benessere generale e ridurre la gravità delle riacutizzazioni.

9. Comunica con il tuo team sanitario:

- Rimani in contatto regolare con il tuo medico e il team di reumatologia, soprattutto durante le riacutizzazioni. Segnala tempestivamente i cambiamenti nei sintomi e lavora insieme per adattare il tuo piano di trattamento secondo necessità.

10. Monitorare i progressi: - Tieni traccia dei sintomi e della risposta al trattamento durante le riacutizzazioni. Annotare eventuali miglioramenti o cambiamenti nei sintomi nel tempo per guidare le future strategie di gestione.

Identificando i primi segnali d'allarme, implementando strategie di gestione adeguate e comunicando in modo efficace con il proprio team sanitario, è possibile gestire in modo efficace e ridurre al minimo l'impatto delle riacutizzazioni della polimialgia reumatica.

Tenere un diario degli alimenti e dei sintomi

Tenere un diario alimentare e dei sintomi può essere uno strumento prezioso per le persone affette da polimialgia reumatica per identificare potenziali fattori scatenanti, monitorare i modelli dei sintomi e fare scelte dietetiche informate. Ecco come creare e mantenere un diario alimentare e dei sintomi in modo efficace:

1. Scegli un formato:

- Decidi se preferisci un diario fisico, un'app digitale o un foglio di calcolo per tenere traccia dell'assunzione di cibo e dei sintomi. Scegli un formato che sia comodo e facile da utilizzare in modo coerente.

2. Registrare l'assunzione di cibo:

- Registra tutto ciò che mangi e bevi durante il giorno, comprese le dimensioni delle porzioni e gli ingredienti. Sii il più dettagliato possibile, compresi snack, bevande e condimenti.

3. Nota modelli di sintomi:

- Documenta tutti i sintomi che avverti, come dolore articolare, rigidità, affaticamento o infiammazione. Prendi nota della gravità, della durata e dei tempi dei sintomi, nonché di tutti i fattori che potrebbero aver contribuito alle riacutizzazioni.

4. Identificare potenziali fattori scatenanti:

- Cerca modelli o correlazioni tra le tue scelte dietetiche e le riacutizzazioni dei sintomi. Presta attenzione a cibi specifici, gruppi di alimenti, ingredienti o modelli alimentari che sembrano peggiorare o alleviare i sintomi.

5. Sii coerente:

- Prendi l'abitudine di registrare costantemente l'assunzione di cibo e i sintomi, preferibilmente subito dopo i pasti o quando si manifestano i sintomi. La coerenza è la chiave per identificare le tendenze e creare connessioni significative.

6. Includere altri fattori:

- Prendi in considerazione l'inclusione di altri fattori che possono influenzare i sintomi, come i livelli di stress, la qualità del sonno, l'uso di farmaci e l'attività fisica. Queste informazioni aggiuntive possono fornire una comprensione più completa della tua condizione.

7. Revisione e analisi:

- Rivedi regolarmente il tuo diario alimentare e dei sintomi per identificare tendenze, fattori scatenanti e modelli. Cerca correlazioni tra alimenti specifici o abitudini alimentari e gravità dei sintomi.

8. Fai scelte informate:

- Utilizza le informazioni raccolte dal tuo diario alimentare e dei sintomi per fare scelte dietetiche informate. Sperimenta l'eliminazione o la reintroduzione di potenziali alimenti scatenanti e osserva come influenzano i sintomi.

9. Consultare il fornitore di servizi sanitari:

- Condividi il tuo diario alimentare e dei sintomi con il tuo medico o un dietista registrato. Possono aiutarti a interpretare i dati, identificare potenziali fattori scatenanti e formulare consigli dietetici personalizzati.

10. Rimani flessibile: - Sii aperto a modificare la tua dieta e il tuo stile di vita in base alle informazioni acquisite dal tuo diario alimentare e dei sintomi. Riconoscere che le risposte individuali agli alimenti e ai fattori dietetici possono variare ed essere disposti a sperimentare approcci diversi.

Tenendo un diario alimentare e dei sintomi, puoi ottenere preziose informazioni sulla relazione tra la tua dieta e i sintomi della polimialgia reumatica. Queste informazioni possono consentirti di fare scelte informate per gestire la tua condizione in modo efficace.

Ecco un collegamento a un modello scaricabile di diario degli alimenti e dei sintomi che puoi utilizzare per monitorare il tuo apporto alimentare e i sintomi della polimialgia reumatica:

- **Diario degli alimenti e dei sintomi PDF**: https://www.printableplanners.net/download/food-diary-and-symptom-tracker

Puoi scaricare e stampare questo diario per monitorare il modo in cui i diversi alimenti influenzano i tuoi sintomi e monitorare i tuoi progressi nel tempo.

Modificare la dieta nel tempo

Mentre gestisci la polimialgia reumatica, è importante riconoscere che le esigenze dietetiche e i fattori scatenanti dei sintomi possono cambiare nel tempo. Adattare la dieta di conseguenza può aiutare a ottimizzare la gestione dei sintomi e a sostenere la salute generale. Ecco alcuni suggerimenti per adattare la dieta nel tempo:

1. Valuta regolarmente la tua dieta:

- Valuta periodicamente le tue abitudini alimentari e i tuoi sintomi per identificare eventuali cambiamenti o tendenze. Tieni traccia dell'assunzione di cibo e dei sintomi utilizzando un diario degli alimenti e dei sintomi per informare le modifiche alla tua dieta.

2. Sperimenta le diete di eliminazione:

- Considerare l'implementazione di diete di eliminazione a breve termine per identificare potenziali alimenti scatenanti o sensibilità alimentari. Eliminare i comuni alimenti infiammatori come alimenti trasformati, zuccheri raffinati e grassi trans e reintrodurli gradualmente uno alla volta monitorando i sintomi.

3. Concentrarsi sugli alimenti integrali:

- Dai importanza agli alimenti integrali e ricchi di nutrienti nella tua dieta, tra cui frutta, verdura, cereali integrali, proteine magre e grassi sani. Questi alimenti forniscono nutrienti essenziali e antiossidanti che supportano la salute generale e possono aiutare a ridurre l'infiammazione.

4. Includere alimenti antinfiammatori:

- Incorpora una varietà di cibi antinfiammatori nella tua dieta, come pesce grasso (ad esempio salmone, sgombro), verdure a foglia verde, frutti di bosco, noci, semi e olio d'oliva. Questi alimenti contengono composti che possono aiutare a ridurre l'infiammazione e alleviare i sintomi.

5. Monitorare le dimensioni delle porzioni:

- Prestare attenzione alle dimensioni delle porzioni ed evitare di mangiare troppo, poiché l'eccesso di peso può esacerbare i sintomi della polimialgia reumatica. Pratica un'alimentazione consapevole e ascolta i segnali di fame e sazietà del tuo corpo.

6. Rimani idratato:

- Bevi molta acqua durante il giorno per rimanere idratato e sostenere la salute generale. Limita le bevande zuccherate e l'eccessiva caffeina, poiché possono contribuire all'infiammazione e alla disidratazione.

7. Cerca una guida professionale:

- Consultare un dietista o un nutrizionista registrato per consigli dietetici personalizzati su misura per le vostre esigenze e preferenze individuali. Possono aiutarti a sviluppare un piano alimentare equilibrato che soddisfi le tue esigenze nutrizionali e gestisca i sintomi della polimialgia reumatica.

8. Sii paziente e flessibile:

- Riconosci che i cambiamenti nella dieta potrebbero richiedere del tempo per produrre risultati evidenti e sii paziente con te stesso mentre sperimenti approcci diversi. Rimani flessibile e disposto ad adattare la tua dieta in base alle tue esigenze in evoluzione e alle risposte ai sintomi.

9. Concentrarsi sul benessere generale: - Ricorda che la dieta è solo un aspetto della gestione della polimialgia reumatica. Dare priorità ad altri fattori legati allo stile di vita come l'esercizio fisico regolare, la gestione dello stress, un sonno adeguato e il supporto sociale per supportare il benessere generale e la gestione dei sintomi.

Valutando regolarmente la tua dieta, sperimentando approcci diversi e cercando una guida professionale quando necessario, puoi adattare la tua dieta nel tempo per gestire meglio la polimialgia reumatica e sostenere la tua salute e il tuo benessere generale.

CAPITOLO 10

Ascoltare il parere di altri che hanno gestito con successo la polimialgia reumatica attraverso cambiamenti nella dieta e nello stile di vita può fornire ispirazione, motivazione e spunti pratici. Ecco alcune storie di vita reale e testimonianze di persone che hanno intrapreso questo viaggio:

1. Il viaggio di Jane: abbracciare una dieta antinfiammatoria

A Jane, una pensionata di 58 anni, è stata diagnosticata la polimialgia reumatica tre anni fa. Inizialmente sopraffatta dalla diagnosi, ha lottato con dolore cronico e rigidità che hanno influenzato la sua vita quotidiana. Dopo approfondite ricerche, Jane ha deciso di adottare una dieta antinfiammatoria per gestire i suoi sintomi.

La storia di Jane: "Cercavo disperatamente sollievo dal dolore e dall'affaticamento costanti. Dopo aver letto i benefici di una dieta antinfiammatoria, ho deciso di provarla. Ho iniziato eliminando gli alimenti trasformati, gli snack zuccherati e la carne rossa dalla mia dieta. Mi sono invece concentrato sul consumo di più frutta, verdura, cereali integrali e pesce grasso come il salmone. Nel giro di poche settimane ho notato una significativa riduzione dei livelli di dolore e dell'infiammazione generale.

Oltre a cambiare la mia dieta, ho iniziato a praticare yoga e meditazione consapevole, che mi hanno aiutato a gestire lo stress e a migliorare il mio benessere generale. Oggi mi sento più in controllo della mia condizione e godo di una migliore qualità di vita. Il mio consiglio agli altri è di essere pazienti e persistenti. I cambiamenti nella dieta richiedono tempo per mostrare risultati, ma possono fare un'enorme differenza".

2. L'esperienza di Mark: trovare sollievo attraverso gli integratori naturali

Mark, un ingegnere di 65 anni, lottava con gli effetti collaterali dei farmaci convenzionali prescritti per la sua polimialgia reumatica. Alla ricerca di soluzioni alternative, ha esplorato integratori naturali e approcci di medicina integrativa.

La storia di Marco: "I farmaci che stavo assumendo causavano effetti collaterali significativi e volevo trovare un modo più naturale per gestire i miei sintomi. Dopo aver consultato un naturopata, ho iniziato a prendere integratori come curcuma, acidi grassi omega-3 e boswellia. Questi integratori, combinato con una dieta equilibrata ricca di cibi antinfiammatori, mi ha aiutato a ridurre la mia dipendenza dai farmaci da prescrizione.

Ho anche incorporato sessioni regolari di agopuntura nel mio piano di trattamento, che hanno fornito ulteriore sollievo dal dolore e migliorato il mio senso generale di benessere. È stato un viaggio, ma ho trovato una combinazione di terapie naturali e cambiamenti dietetici che funzionano per me. Incoraggio gli altri a esplorare diverse opzioni e a trovare ciò che funziona meglio per la loro situazione unica."

3. Il successo di Linda: il potere di un diario alimentare e dei sintomi

Linda, un'insegnante di 52 anni, ha scoperto che tenere un diario dettagliato degli alimenti e dei sintomi era fondamentale per gestire la sua polimialgia reumatica. Questo approccio l'ha aiutata a identificare specifici fattori scatenanti alimentari e a fare scelte dietetiche informate.

La storia di Linda: "Tenere un diario degli alimenti e dei sintomi è stato un punto di svolta per me. Documentando tutto ciò che mangiavo e monitorando quotidianamente i miei sintomi, ho scoperto che alcuni alimenti, come i latticini e il glutine, sembravano innescare riacutizzazioni. Con questa consapevolezza, ero in grado di eliminare questi alimenti dalla mia dieta e di ridurre significativamente il dolore e la rigidità.

Il diario mi ha anche aiutato a mantenermi responsabile e a fare scelte alimentari più sane. Vedere l'impatto positivo di questi cambiamenti mi ha motivato a mantenerli. Raccomando questo approccio a chiunque abbia a che fare con la polimialgia reumatica: ti aiuta a capire come la tua dieta influisce sui sintomi."

4. La trasformazione di Sam: cambiamenti olistici nello stile di vita

Sam, un artista di 60 anni, ha abbracciato un approccio olistico alla gestione della sua polimialgia reumatica. Combinando cambiamenti nella dieta con attività fisica e tecniche di riduzione dello stress, ha ottenuto miglioramenti significativi nella sua condizione.

La storia di Sam: "Sapevo di dover adottare un approccio globale per gestire la mia polimialgia reumatica. Ho iniziato con cambiamenti nella dieta, concentrandomi su cibi antinfiammatori ed evitando alimenti trasformati. Ho anche iniziato a fare attività fisica regolarmente, incorporando attività delicate come il nuoto e il tai chi sulle mie articolazioni.

La gestione dello stress è stato un altro aspetto cruciale. Ho iniziato a praticare la meditazione consapevole e gli esercizi di respirazione profonda, che mi hanno aiutato a rimanere calmo e centrato. Nel corso del tempo, questi sforzi combinati hanno portato a una notevole riduzione dei miei sintomi. I miei livelli di energia sono migliorati e mi sono sentito più in controllo della mia vita. Il mio consiglio agli altri è di adottare un approccio olistico e apportare cambiamenti sostenibili che supportino la salute e il benessere generale".

Queste storie di vita reale dimostrano i potenziali benefici dei cambiamenti nella dieta e nello stile di vita nella gestione della polimialgia reumatica. Sebbene le esperienze individuali possano variare, queste testimonianze offrono speranza e strategie pratiche per altri che intraprendono un viaggio simile.

Casi di studio di successo

I casi di studio forniscono uno sguardo dettagliato e strutturato su come gli individui hanno gestito con successo la polimialgia reumatica attraverso la dieta, i cambiamenti dello stile di vita e altri interventi. Questi esempi possono offrire spunti e strategie preziosi che altri potrebbero trovare utili.

Caso di studio 1: Dieta antinfiammatoria ed esercizio fisico di Emily

Sfondo: A Emily, un'infermiera in pensione di 62 anni, è stata diagnosticata la polimialgia reumatica due anni fa. Ha avvertito una forte rigidità mattutina, dolori articolari e affaticamento, che hanno influenzato significativamente le sue attività quotidiane.

Intervento: Emily ha deciso di adottare una dieta antinfiammatoria e di incorporare un regolare esercizio fisico nella sua routine. Si consultò con un nutrizionista e sviluppò un programma alimentare ricco di cibi antinfiammatori come verdure a foglia verde, bacche, noci, semi e pesce grasso. Ha anche eliminato dalla sua dieta gli alimenti trasformati, gli zuccheri raffinati e la carne rossa.

Routine di esercizi: Emily ha iniziato un programma di esercizi delicati, comprese passeggiate quotidiane, esercizi di stretching e sessioni di nuoto due volte a settimana. Ha anche praticato yoga e tai chi per migliorare la flessibilità e ridurre lo stress.

Risultato: Nel giro di tre mesi, Emily ha notato una significativa riduzione della rigidità mattutina e del dolore articolare. I suoi livelli di energia sono migliorati ed è stata in grado di riprendere molte delle sue attività quotidiane. La regolare routine di esercizio fisico di Emily l'ha aiutata anche a mantenere un peso sano, alleviando ulteriormente lo stress sulle sue articolazioni.

Conclusione: Il caso di studio di Emily evidenzia l'importanza di un approccio globale alla gestione della polimialgia reumatica. La combinazione di una dieta antinfiammatoria con esercizio fisico regolare e tecniche di gestione dello stress può portare a miglioramenti significativi nei sintomi e nella qualità della vita.

Caso di studio 2: Utilizzo di integratori naturali e terapie integrative da parte di John

Sfondo: John, un preside di una scuola di 58 anni, ha manifestato sintomi debilitanti di polimialgia reumatica, tra cui forti dolori muscolari e affaticamento. Inizialmente è stato trattato con corticosteroidi, ma gli effetti collaterali lo hanno spinto a cercare terapie alternative.

Intervento: John si consultò con un medico naturopata che gli raccomandò un regime di integratori naturali, tra cui acidi grassi omega-3, curcuma (curcumina) e vitamina D. Incorporò anche cibi antinfiammatori nella sua dieta ed eliminò potenziali fattori scatenanti come glutine e latticini.

Terapie integrative: Oltre ai cambiamenti nella dieta, John iniziò regolari sessioni di agopuntura e aggiustamenti chiropratici per aiutare a gestire il dolore e migliorare la mobilità. Ha anche praticato la meditazione consapevole per ridurre lo stress e migliorare il suo benessere mentale.

Risultato: Dopo sei mesi, John notò un netto miglioramento dei suoi sintomi. Il dolore muscolare e l'affaticamento erano significativamente ridotti ed è stato in grado di ridurre la dose di corticosteroidi sotto la supervisione del suo medico. La qualità generale della vita di John è migliorata e si è sentito più in controllo della sua condizione.

Conclusione: Il caso di studio di John dimostra i potenziali benefici derivanti dalla combinazione di integratori naturali, cambiamenti dietetici e terapie integrative nella gestione della polimialgia reumatica. Questo approccio olistico può aiutare a ridurre la dipendenza dai farmaci convenzionali e migliorare il benessere generale.

Caso di studio 3: revisione completa dello stile di vita di Sarah

Sfondo: Sarah, una graphic designer di 55 anni, ha lottato con la polimialgia reumatica per diversi anni. Nonostante i farmaci, continuava ad avvertire frequenti riacutizzazioni e stanchezza cronica.

Intervento: Sarah ha deciso di apportare una revisione completa dello stile di vita. Ha lavorato con un dietista registrato per creare un piano alimentare antinfiammatorio personalizzato e ha iniziato a tenere traccia dell'assunzione di cibo e dei sintomi in un diario.

Cambiamenti nella dieta: La dieta di Sarah si concentrava su cibi integrali, tra cui una varietà di frutta, verdura, proteine magre e grassi sani. Evitava cibi trasformati, zuccheri e grassi trans. Sarah ha anche aumentato l'assunzione di cibi ricchi di omega-3 come semi di lino e noci.

Aggiustamenti dello stile di vita: Sarah ha incorporato un'attività fisica regolare nella sua routine, comprese passeggiate quotidiane, allenamento per la forza e Pilates. Ha anche dato priorità alla gestione dello stress attraverso lo yoga, la meditazione e i massaggi regolari.

Risultato: Nel corso di un anno, i sintomi di Sarah migliorarono gradualmente. Ha sperimentato meno riacutizzazioni, riduzione del dolore e aumento dei livelli di energia. Il suo approccio olistico non solo l'ha aiutata a gestire la polimialgia reumatica, ma ha anche migliorato la sua salute e il suo benessere generale.

Conclusione: Il caso di studio di Sarah illustra l'efficacia di un approccio multiforme alla gestione della polimialgia reumatica. La combinazione di cambiamenti nella dieta, esercizio fisico regolare e gestione dello stress può portare a miglioramenti significativi dei sintomi e migliorare la qualità generale della vita.

Questi casi di studio evidenziano varie strategie e interventi che si sono rivelati efficaci per le persone che gestiscono la polimialgia reumatica. Adattando gli approcci alle loro esigenze specifiche e lavorando a stretto contatto con gli operatori sanitari, le persone possono trovare modi efficaci per controllare i propri sintomi e migliorare la qualità della vita.

Conti personali dell'impatto dietetico

Capire come la dieta può influenzare i sintomi della polimialgia reumatica è spesso meglio illustrato attraverso resoconti personali. Queste storie forniscono esempi reali di come i cambiamenti nella dieta abbiano influenzato positivamente le persone che vivono con questa condizione. Ecco alcuni resoconti personali dell'impatto della dieta:

1. L'esperienza di Rachel: il potere di eliminare gli alimenti trasformati

Sfondo: Rachel, una nonna di 60 anni, conviveva con la polimialgia reumatica da cinque anni. Nonostante i trattamenti convenzionali, soffriva ancora di dolori articolari persistenti e rigidità, soprattutto al mattino.

Conto di Rachel: "Avevo letto così tanto sui potenziali benefici della dieta nella gestione delle malattie autoimmuni, quindi ho deciso di dare un'occhiata più da vicino a ciò che stavo mangiando. Il primo grande cambiamento che ho fatto è stato eliminare gli alimenti trasformati dalla mia dieta. Ho iniziato a cucinare di più a casa utilizzando ingredienti freschi e integrali.

Nel giro di poche settimane ho notato una significativa riduzione della rigidità mattutina. I miei livelli di dolore erano più gestibili e mi sentivo più energico durante il giorno. La differenza era così evidente che perfino la mia famiglia commentò quanto sembrassi migliore. Eliminare gli alimenti trasformati è stato un punto di svolta per me."

2. La storia di David: successo con una dieta a base vegetale

Sfondo: David, un contabile di 55 anni, soffriva da tre anni dei sintomi debilitanti della polimialgia reumatica. Era frustrato dagli effetti collaterali dei suoi farmaci e cercava modi alternativi per gestire la sua condizione.

Conto di Davide: "Ho deciso di passare a una dieta a base vegetale dopo aver letto i suoi benefici antinfiammatori. All'inizio è stato difficile rinunciare a carne e latticini, ma ero determinata a vedere se poteva aiutare con i miei sintomi.

151

Mi sono concentrato sul consumo di una varietà di verdure, frutta, legumi, noci e semi. Ho incluso anche cereali integrali come quinoa e riso integrale. Dopo circa due mesi ho iniziato a notare dei miglioramenti. Il mio dolore articolare si è ridotto in modo significativo e ho avuto più energia per affrontare la mia giornata lavorativa. La dieta a base vegetale non solo mi ha aiutato con la polimialgia reumatica, ma ha anche migliorato la mia salute generale."

3. Il viaggio di Lisa: i benefici dei supercibi antinfiammatori

Sfondo: A Lisa, un'istruttrice di fitness di 48 anni, è stata diagnosticata la polimialgia reumatica l'anno scorso. Il suo stile di vita attivo la rendeva particolarmente desiderosa di trovare modi per ridurre l'infiammazione in modo naturale.

Conto di Lisa: "Ero già piuttosto attento alla salute, ma ho deciso di fare un ulteriore passo avanti incorporando più supercibi antinfiammatori nella mia dieta. Ho iniziato ad aggiungere curcuma e zenzero ai miei frullati e ai miei pasti, e mi sono assicurato di mangiare molti frutti di bosco , verdure a foglia verde e pesci grassi come il salmone.

L'impatto è stato graduale ma evidente. Nel giro di pochi mesi, le mie riacutizzazioni sono diventate meno frequenti e il dolore più sopportabile. Ho anche sentito che i miei tempi di recupero dopo gli allenamenti erano migliorati. L'aggiunta di questi supercibi è stata incredibilmente utile per gestire i miei sintomi e mantenere il mio stile di vita attivo."

4. La transizione di Michael: dalla dieta ricca di zuccheri ai cibi integrali

Sfondo: Michael, un insegnante in pensione di 65 anni, soffriva di polimialgia reumatica e seguiva una dieta ricca di zuccheri e carboidrati raffinati. I suoi sintomi erano gravi e desiderava esplorare cambiamenti nella dieta per trovare sollievo.

Conto di Michael: "La mia dieta non era delle più sane: molti snack zuccherati e carboidrati raffinati. Sapevo che dovevo fare un cambiamento, quindi ho iniziato eliminando bevande e snack zuccherati e li ho sostituiti con cibi integrali come frutta, noci e cereali integrali .

La differenza era incredibile. Nel giro di poche settimane, i miei livelli di energia sono aumentati e i livelli di dolore hanno iniziato a diminuire. Mi sono sentito meno fiacco e più motivato a rimanere attivo. Il cambiamento nella dieta ha avuto un profondo impatto sul mio benessere generale, non solo sui sintomi della polimialgia reumatica."

5. La strategia di Anna: utilizzare un diario alimentare e dei sintomi

Sfondo: Ad Anna, una bibliotecaria di 53 anni, due anni fa era stata diagnosticata la polimialgia reumatica. Ha sperimentato frequenti riacutizzazioni ed era alla ricerca di un modo per identificare potenziali fattori scatenanti della dieta.

Conto di Anna: "Ho iniziato a tenere un diario dettagliato degli alimenti e dei sintomi per vedere se potevo individuare eventuali alimenti specifici che scatenavano i miei sintomi. Ci è voluto un po' di tempo, ma alla fine ho notato che i latticini sembravano essere correlati ad un aumento del dolore e della rigidità.

Eliminando i latticini dalla mia dieta, sono riuscito a ridurre la frequenza e la gravità delle mie riacutizzazioni. All'inizio tenere il diario è stato un po' noioso, ma ne è valsa assolutamente la pena. Mi ha dato il controllo sulla mia condizione in un modo che non avevo mai avuto prima."

Questi resoconti personali illustrano come diversi approcci dietetici possano avere un impatto significativo sulla gestione dei sintomi della polimialgia reumatica. Sebbene i risultati individuali possano variare, queste storie evidenziano i potenziali benefici delle modifiche dietetiche e offrono speranza e guida ad altri che intraprendono un viaggio simile.

CAPITOLO 11

Affrontare la vita con la Polimialgia Reumatica (PMR) può essere impegnativo, ma sono disponibili numerose risorse e sistemi di supporto per aiutarti a gestire la tua condizione in modo efficace. Questa sezione fornisce un elenco completo di risorse, comprese comunità online, organizzazioni professionali e materiali di lettura aggiuntivi, per supportarti nel tuo viaggio.

1. Comunità e forum online

- **Il mio team PMR:** Un social network per le persone affette da Polimialgia Reumatica per connettersi, condividere esperienze e trovare supporto. Il mioPMRTeam

- **Comunità PMR HealthUnlocked:** Un forum attivo in cui le persone affette da PMR possono discutere sintomi, trattamenti e strategie di coping. Comunità PMR HealthUnlocked

- **r/PMR di Reddit:** Un subreddit dedicato alle discussioni sulla polimialgia reumatica, dove puoi trovare e condividere storie personali, consigli e risorse. r/PMR

2. Organizzazioni professionali

- **Fondazione per l'artrite:** Fornisce risorse complete sulla polimialgia reumatica, comprese opzioni di trattamento, aggiornamenti sulla ricerca e supporto ai pazienti. Fondazione per l'artrite

- **Istituto Nazionale delle Artriti e delle Malattie Muscoloscheletriche e della Pelle (NIAMS):** Offre informazioni dettagliate sulla PMR, comprese cause, sintomi e trattamento. NIAMS

- **L'American College of Rheumatology:** Fornisce risorse formative e linee guida per la gestione della PMR. Collegio Americano di Reumatologia

3. Libri e materiali di lettura

- **"Mangiare antinfiammatorio reso facile: 75 ricette e piano nutrizionale" di Michelle Babb:** Questo libro offre ricette pratiche e consigli per adottare una dieta antinfiammatoria.

- **"Dieta antinfiammatoria e piani d'azione: programmi alimentari di 4 settimane per curare il sistema immunitario e ripristinare la salute generale" di Dorothy Calimeris e Sondi Bruner:** Una guida completa con piani pasto e ricette su misura per ridurre l'infiammazione.

- **"Convivere con la malattia reumatica: come rimanere attivi e godersi la vita" di Sarah Finch:** Si concentra sulla gestione della vita con malattie reumatiche, inclusa la PMR, attraverso cambiamenti nella dieta, nell'esercizio fisico e nello stile di vita.

4. Risorse online aggiuntive

- **Clinica Mayo:** Offre articoli approfonditi sulla PMR, inclusi sintomi, diagnosi e opzioni di trattamento. Informazioni sulla PMR della Mayo Clinic

- **WebMD:** Fornisce una panoramica della polimialgia reumatica, coprendo cause, sintomi e trattamento. Panoramica di WebMD PMR

5. Gruppi di supporto e risorse locali

- **Gruppi locali di supporto per l'artrite:** Molte comunità hanno gruppi di supporto locali per individui affetti da artrite e patologie correlate. Rivolgiti al tuo ospedale locale o al centro comunitario per ulteriori informazioni.

- **Cliniche e specialisti di reumatologia:** Consultare un reumatologo per la cura personalizzata e la gestione della polimialgia reumatica. Possono fornirti le ultime opzioni di trattamento e supporto continuo.

6. Webinar e workshop didattici

- **Webinar della Fondazione per l'artrite:** Ospita regolarmente webinar su vari aspetti della convivenza con l'artrite, tra cui dieta, esercizio fisico e gestione dei farmaci. Webinar della Fondazione per l'artrite

- **Seminari online NIAMS:** Offre seminari didattici e workshop sulle malattie reumatiche, inclusa la PMR. Seminari NIAMS

7. App mobili

- **Il mio diario del dolore:** Un'app mobile per monitorare dolore, sintomi, fattori scatenanti e farmaci. Aiuta gli utenti a identificare modelli e condividere dati con gli operatori sanitari. Il mio diario del dolore

- **CareZone:** Aiuta a gestire i farmaci e a tenere traccia delle informazioni sanitarie, facilitando l'organizzazione e l'informazione. CareZone

L'accesso a queste risorse e sistemi di supporto può fornire informazioni preziose, connessione con la comunità e strategie pratiche per la gestione della polimialgia reumatica. Che tu abbia una diagnosi recente o conviva con la PMR da anni, questi strumenti possono aiutarti a gestire la tua condizione in modo più efficace e a migliorare la qualità della vita.

Lettura consigliata e siti web

Acquisire una comprensione più profonda della polimialgia reumatica (PMR) e della sua gestione può essere notevolmente facilitato accedendo a materiali di lettura di alta qualità e siti Web affidabili. Qui forniamo un elenco di libri e risorse online consigliati che offrono preziose informazioni sulla PMR, sulla dieta e sulla gestione della salute generale.

Libri consigliati

1. **"Mangiare antinfiammatorio reso facile: 75 ricette e piano nutrizionale" di Michelle Babb**

   o Questo libro fornisce ricette pratiche e un piano nutrizionale incentrato sulla riduzione dell'infiammazione. È una risorsa utile per coloro che desiderano gestire la PMR attraverso la dieta.

2. **"Dieta antinfiammatoria e piani d'azione: programmi alimentari di 4 settimane per curare il sistema immunitario e ripristinare la salute generale" di Dorothy Calimeris e Sondi Bruner**

   o Offrendo piani pasto e ricette completi, questo libro è progettato per aiutare a ridurre l'infiammazione e sostenere la salute generale, rendendolo ideale per le persone affette da PMR.

3. **"Convivere con la malattia reumatica: come rimanere attivi e godersi la vita" di Sarah Finch**

   o Questo libro si concentra sulla convivenza con le malattie reumatiche, inclusa la PMR, attraverso cambiamenti nella dieta, nell'esercizio fisico e nello stile di vita.

4. **"Lo spettro dell'infiammazione: trova i fattori scatenanti del cibo e ripristina il tuo sistema" del Dr. Will Cole**

   o Il dottor Cole spiega come identificare i fattori scatenanti del cibo e ridurre l'infiammazione attraverso un programma dietetico personalizzato.

5. **"La soluzione autoimmune: prevenire e invertire l'intero spettro di sintomi e malattie infiammatorie" della Dott.ssa Amy Myers**

   o Il Dr. Myers offre un approccio completo alla gestione delle malattie autoimmuni, inclusa la PMR, con cambiamenti nella dieta e nello stile di vita.

6. **"Il libro di ricette dietetiche antinfiammatorie: ricette semplici per ridurre l'infiammazione e rafforzare il sistema immunitario" di Madeline Given**

   o Questo libro di cucina include una varietà di ricette facili da seguire volte a ridurre l'infiammazione e sostenere la salute immunitaria.

<u>Siti web consigliati</u>

1. **Fondazione per l'artrite**

   o Fondazione per l'artrite

   o Fornisce risorse complete sulla PMR, comprese opzioni terapeutiche, aggiornamenti sulla ricerca e supporto ai pazienti.

2. **Istituto Nazionale delle Artriti e delle Malattie Muscoloscheletriche e della Pelle (NIAMS)**

   o NIAMS

   o Offre informazioni dettagliate sulla PMR, comprese cause, sintomi e opzioni di trattamento.

3. **Clinica Mayo**

   o Informazioni sulla PMR della Mayo Clinic

   o Fornisce articoli approfonditi sulla PMR, inclusi sintomi, diagnosi e opzioni di trattamento.

4. **WebMD**

    o   Panoramica di WebMD PMR

    o   Offre una panoramica della polimialgia reumatica, coprendo cause, sintomi e trattamento.

5. **Linea sanitaria**

    o   Informazioni sulla PMR di Healthline

    o   Healthline fornisce articoli di facile utilizzo sulla PMR, inclusi suggerimenti per la gestione dei sintomi e il miglioramento della qualità della vita.

6. **Clinica di Cleveland**

    o   Informazioni sulla PMR della Cleveland Clinic

    o   Offre informazioni dettagliate sulla PMR, inclusi sintomi, fattori di rischio e opzioni di trattamento.

7. **Medicina Johns Hopkins**

    o   Informazioni sulla PMR della Johns Hopkins

    o   Fornisce risorse complete sulla PMR, compresi consigli di esperti e materiali educativi per i pazienti.

8. **Salute quotidiana**

    o   Sezione PMR sulla salute quotidiana

    o   Everyday Health offre consigli pratici, storie personali e informazioni mediche per aiutare a gestire la PMR.

Gruppi di supporto e comunità online

Trovare supporto e connettersi con altri che comprendono le tue esperienze può essere prezioso quando si gestisce la polimialgia reumatica (PMR). I gruppi di supporto e le comunità online offrono una piattaforma per condividere storie, ottenere approfondimenti e trovare supporto emotivo e pratico. Ecco alcune risorse chiave per aiutarti a connetterti con gli altri:

<u>Gruppi di supporto in linea</u>

1.Il mioPMRTeam

- **Descrizione:** Un social network specifico per le persone che vivono con la Polimialgia Reumatica. I membri possono condividere le loro esperienze, offrire supporto e imparare da altri in una situazione simile.

- **Sito web:** Il mioPMRTeam

- **Caratteristiche:** Forum di discussione, storie dei membri, sezioni di domande e risposte e un'atmosfera comunitaria solidale.

2. Comunità PMR HealthUnlocked

- **Descrizione:** Un forum online attivo in cui le persone affette da PMR possono discutere sintomi, trattamenti e strategie di coping. Fornisce uno spazio sicuro per condividere esperienze e chiedere consigli.

- **Sito web:** Comunità PMR HealthUnlocked

- **Caratteristiche:** Storie personali, consigli di esperti, notizie sulla salute e supporto tra pari.

3. r/PMR di Reddit

- **Descrizione:** Un subreddit dedicato alle discussioni sulla polimialgia reumatica. I membri condividono esperienze personali, fanno domande e si offrono supporto reciproco.

- **Sito web:** r/PMR

- **Caratteristiche:** Pubblicazioni anonime, prospettive diverse e una comunità ampia e attiva.

Gruppi Facebook

1. Gruppo di supporto per la polimialgia reumatica

- **Descrizione:** Un gruppo Facebook in cui i membri possono condividere le proprie esperienze, chiedere consigli e fornire supporto relativo alla PMR.

- **Caratteristiche:** Post giornalieri, discussioni della community e condivisione di risorse.

2. Supporto PMR GCA Regno Unito Nord-Est

- **Descrizione:** Questo gruppo si concentra sul sostegno alle persone nel Regno Unito che soffrono di PMR e arterite a cellule giganti (GCA). Offre supporto e informazioni localizzati.

- **Caratteristiche:** Eventi locali, esperienze condivise e consigli specifici per regione.

3. Guerrieri PMR e GCA

- **Descrizione:** Una comunità per le persone affette da PMR e ACG, che fornisce supporto emotivo, informazioni e senso di comunità.

- **Caratteristiche:** Post motivazionali, storie personali e consigli sulla salute.

Aiuto e consulenza professionale

La gestione della polimialgia reumatica (PMR) richiede spesso un approccio multidisciplinare che coinvolge vari professionisti sanitari. La ricerca di aiuto e consulenza professionale può migliorare significativamente la comprensione della condizione, migliorare la gestione dei sintomi e fornire un piano di trattamento su misura. Ecco una panoramica dei tipi di aiuto professionale disponibili e come accedere a queste risorse.

161

Tipologie di operatori sanitari

1. Reumatologi

- **Ruolo:** I reumatologi sono specialisti nella diagnosi e nel trattamento delle malattie muscolo-scheletriche e delle condizioni autoimmuni sistemiche, inclusa la PMR.

- **Come aiutano:** Forniscono cure complete, compresa la diagnosi, la gestione dei farmaci e il monitoraggio della progressione della malattia.

2. Medici di base (PCP)

- **Ruolo:** I PCP spesso fungono da primo punto di contatto per le persone affette da PMR.

- **Come aiutano:** Possono eseguire valutazioni iniziali, indirizzare i pazienti a specialisti e coordinare l'assistenza generale.

3. Nutrizionisti e Dietisti

- **Ruolo:** Questi professionisti sono specializzati nella gestione della dieta e nella nutrizione.

- **Come aiutano:** Possono sviluppare piani dietetici personalizzati per aiutare a ridurre l'infiammazione e migliorare la salute generale.

4. Fisioterapisti

- **Ruolo:** I fisioterapisti aiutano a migliorare la mobilità, la forza e la funzione fisica generale.

- **Come aiutano:** Creano programmi di esercizi su misura per le persone con PMR per aiutare a ridurre la rigidità e il dolore.

5. Terapisti occupazionali

- **Ruolo:** I terapisti occupazionali aiutano i pazienti a mantenere le attività della vita quotidiana e a migliorare la loro qualità di vita.

- **Come aiutano:** Forniscono strategie e strumenti per gestire le attività quotidiane in modo più efficiente e confortevole.

6. Psicologi e consulenti

- **Ruolo:** Questi professionisti offrono supporto per la salute mentale e servizi di consulenza.

- **Come aiutano:** Forniscono strategie di coping per affrontare l'impatto emotivo e psicologico della convivenza con una condizione cronica come la PMR.

Come trovare e accedere all'aiuto professionale

1. Riferimenti dal medico di base

- **Descrizione:** Il tuo medico di famiglia può indirizzarti a specialisti, come reumatologi, nutrizionisti o fisioterapisti, in base alle tue esigenze specifiche.

- **Come accedere:** Fissa un appuntamento con il tuo medico di base per discutere i tuoi sintomi e richiedere rinvii.

2. Organizzazioni professionali e elenchi

- **Fondazione per l'artrite:**

    o **Sito web:** Fondazione per l'artrite

    o **Come accedere:** Utilizza la loro directory online per trovare reumatologi e altri specialisti nella tua zona.

- **Istituto Americano di Reumatologia:**

    o **Sito web:** Collegio Americano di Reumatologia

    o **Come accedere:** Utilizza lo strumento Trova un reumatologo per individuare uno specialista vicino a te.

3. Elenchi sanitari online

- **Zodoc:**
  - **Sito web:** Zocdoc
  - **Come accedere:** Cerca operatori sanitari per specialità e località.

- **Gradi di salute:**
  - **Sito web:** Gradi di salute
  - **Come accedere:** Trova profili dettagliati e recensioni dei pazienti degli operatori sanitari.

4. Reti di ospedali e cliniche

- **Ospedali locali:**
  - **Come accedere:** Molti ospedali dispongono di reparti di reumatologia specializzati. Contatta il tuo ospedale locale per informazioni sui servizi disponibili e sugli specialisti.

- **Cliniche specializzate:**
  - **Come accedere:** Le cliniche che si concentrano sulle condizioni muscoloscheletriche e autoimmuni spesso dispongono di team di specialisti. Cerca cliniche nella tua zona che offrano cure complete per la PMR.

5. Servizi di telemedicina

- **Descrizione:** La telemedicina fornisce l'accesso agli operatori sanitari da remoto, il che può essere particolarmente utile per le persone che vivono in aree remote o con problemi di mobilità.

- **Come accedere:** Molti operatori sanitari offrono appuntamenti di telemedicina. Verifica con la tua compagnia assicurativa o utilizza piattaforme di telemedicina come Teladoc o Doctor on Demand.

6. Gruppi di supporto e risorse comunitarie

- **Descrizione:** I gruppi di supporto locali e le organizzazioni sanitarie della comunità possono spesso fornire raccomandazioni agli operatori sanitari esperti nella gestione della PMR.

- **Come accedere:** Partecipare alle riunioni del gruppo di supporto locale o contattare le organizzazioni sanitarie della comunità per referenze.

Preparazione per il tuo appuntamento

1. Documenta i tuoi sintomi:

- Tieni un registro dettagliato dei tuoi sintomi, inclusa la loro frequenza, durata e intensità. Prendi nota di eventuali schemi o fattori scatenanti che osservi.

2. Elenco dei farmaci e degli integratori:

- Porta con te un elenco di tutti i farmaci, integratori e farmaci da banco che stai assumendo. Includere dosaggi e frequenza.

3. Anamnesi medica:

- Prepara un breve riassunto della tua storia medica, comprese eventuali altre condizioni di salute e trattamenti precedenti per la PMR.

4. Domande per il tuo operatore sanitario:

- Annota eventuali domande o dubbi che hai sulla tua condizione, sulle opzioni di trattamento e sui cambiamenti dello stile di vita. In questo modo potrai affrontare tutte le tue preoccupazioni durante l'appuntamento.

5. Persona di supporto:

- Considera l'idea di portare un amico o un familiare al tuo appuntamento per supporto e per aiutarti a ricordare le informazioni fornite dal tuo medico.

L'accesso all'aiuto e alla consulenza professionale è un passaggio fondamentale nella gestione efficace della polimialgia reumatica. Sfruttando l'esperienza di vari professionisti sanitari e utilizzando le risorse disponibili, puoi creare un piano completo e personalizzato per gestire la tua condizione e migliorare la qualità della vita.

CAPITOLO 12

La polimialgia reumatica (PMR) è una condizione complessa e spesso impegnativa che ha un impatto significativo sulla vita delle persone colpite. Tuttavia, attraverso una gestione informata, aggiustamenti dello stile di vita e il supporto degli operatori sanitari, è possibile alleviare i sintomi e migliorare la qualità generale della vita. Questo libro ha lo scopo di fornire una guida completa per i principianti, offrendo consigli pratici sulla dieta, sui cambiamenti dello stile di vita e sui trattamenti medici.

Riepilogo dei punti chiave

1. Comprendere la PMR:

- La PMR è una malattia infiammatoria che causa dolore muscolare e rigidità, principalmente nelle spalle e nei fianchi. Comprenderne i sintomi, le cause e i fattori di rischio è fondamentale per una gestione efficace.

2. Importanza della dieta:

- La dieta gioca un ruolo fondamentale nella gestione dell'infiammazione associata alla PMR. Enfatizzare gli alimenti antinfiammatori, evitare gli alimenti scatenanti e garantire un apporto equilibrato di nutrienti chiave può avere un impatto significativo sulla gestione dei sintomi.

3. Pianificazione dei pasti e ricette:

- Piani pasto strutturati e una varietà di ricette su misura per i pazienti affetti da PMR aiutano a semplificare il processo di adozione di una dieta antinfiammatoria. Questi piani forniscono esempi pratici e garantiscono che i bisogni nutrizionali siano soddisfatti.

4. Aggiustamenti dello stile di vita:

- Incorporare un'attività fisica regolare, gestire lo stress, garantire un sonno adeguato e prendere in considerazione gli integratori può integrare gli sforzi dietetici per ridurre l'infiammazione e migliorare il benessere.

5. Supporto professionale:

- Il coinvolgimento di professionisti sanitari come reumatologi, nutrizionisti, fisioterapisti e operatori della salute mentale garantisce un approccio olistico alla gestione della PMR. Sono essenziali consultazioni regolari e consigli personalizzati.

6. Reti di supporto:

- Il collegamento con gruppi di supporto e comunità online fornisce supporto emotivo, consigli pratici e un senso di comunità. Condividere esperienze con altri che comprendono le sfide della PMR può dare forza e conforto.

7. Monitoraggio dei progressi:

- Tenere un diario degli alimenti e dei sintomi aiuta a tenere traccia degli impatti della dieta sui sintomi, a identificare i modelli e ad adattare la dieta di conseguenza. La revisione regolare dei progressi con gli operatori sanitari garantisce che il piano di gestione rimanga efficace.

Gestire la Polimialgia Reumatica è un viaggio che prevede apprendimento, adattamento e supporto continui. È essenziale rimanere proattivi, cercare una formazione continua e rimanere in contatto con gli operatori sanitari e le comunità di supporto. Integrando le conoscenze e le strategie delineate in questo libro, puoi compiere passi significativi verso una gestione della PMR più efficace e un miglioramento della qualità della vita.

Pensieri finali

Convivere con la PMR può essere difficile, ma offre anche un'opportunità per apportare cambiamenti positivi a beneficio della salute e del benessere generale. Abbracciare un approccio olistico che includa dieta, modifiche dello stile di vita e guida professionale ti consente di assumere il controllo del tuo percorso di salute. Ricorda che ogni piccolo passo che fai verso una salute migliore può portare a miglioramenti significativi nella gestione della PMR.

Grazie per aver intrapreso questo viaggio con "Dieta per principianti per polimialgia reumatica". Possa questa guida costituire una risorsa preziosa nel tuo percorso verso una salute e un benessere migliori.

Incoraggiamento e passi successivi

Intraprendere il viaggio nella gestione della polimialgia reumatica (PMR) può sembrare scoraggiante, ma con gli strumenti, il supporto e la mentalità giusti è possibile vivere una vita appagante e attiva. Questa sezione è dedicata a offrire incoraggiamento e passaggi pratici successivi per aiutarti a rimanere motivato e impegnato nel tuo percorso di salute.

Abbracciare il tuo viaggio

1. Celebra le piccole vittorie:

- **Riconoscere i progressi:** Ogni passo che fai verso una salute migliore è una vittoria. Festeggia i piccoli traguardi, che si tratti di provare una nuova ricetta antinfiammatoria, completare una settimana di pianificazione dei pasti o notare una riduzione dei sintomi.

- **Mentalità positiva:** Mantenere un atteggiamento positivo può avere un impatto significativo sul tuo viaggio. Concentrati su ciò che puoi controllare e sui miglioramenti che stai apportando.

2. Rimani informato:

- **Apprendimento continuo:** Rimani aggiornato con le ultime ricerche e sviluppi nella gestione della PMR. Iscriviti a newsletter sanitarie affidabili, segui gli esperti del settore e leggi nuovi studi.

- **Empowerment attraverso la conoscenza:** Comprendere la tua condizione ti consente di prendere decisioni informate e di difendere te stesso in ambito medico.

3. Costruisci un sistema di supporto:

- **Famiglia e amici:** Condividi il tuo viaggio con i tuoi cari. Il loro sostegno e la loro comprensione possono fare una differenza significativa.

- **Gruppi di supporto:** Interagisci con gruppi di supporto locali o online. Condividere esperienze e consigli con altri che comprendono le tue sfide può fornire conforto e motivazione.

Prossimi passi pratici

1. Pianifica controlli regolari:

- **Gruppo sanitario:** Assicurati di avere appuntamenti regolari con il tuo reumatologo, nutrizionista e altri operatori sanitari. Controlli regolari aiutano a monitorare le tue condizioni e ad adattare il piano di trattamento secondo necessità.

2. Implementa i tuoi piani pasto:

- **Preparazione del pasto:** Inizia incorporando i programmi dei pasti e le ricette forniti in questo libro nella tua routine quotidiana. Fai una lista della spesa, fai scorta di prodotti di base nella dispensa e dedica del tempo alla preparazione dei pasti ogni settimana.

- **Consistenza:** Punta alla coerenza piuttosto che alla perfezione. Va bene avere indulgenze occasionali o giorni liberi. L'obiettivo è mantenere una dieta antinfiammatoria generale.

3. Incorpora l'attività fisica:

- **Routine di esercizi:** Sviluppa una routine di esercizi regolare che si adatti alle tue capacità e preferenze. Che si tratti di camminare, nuotare o fare yoga, rimanere attivi può aiutare a ridurre la rigidità e migliorare l'umore.

- **Fisioterapia:** Se necessario, consulta un fisioterapista per creare un piano di esercizi personalizzato che soddisfi le tue esigenze e limitazioni specifiche.

4. Gestisci lo stress e dai priorità al sonno:

- **Riduzione dello stress:** Pratica tecniche di gestione dello stress come la meditazione, la respirazione profonda o dedicarti agli hobby che ti piacciono. Gestire lo stress è fondamentale per ridurre l'infiammazione.

- **Igiene del sonno:** Stabilisci una routine del sonno coerente. Cerca di dormire 7-9 ore a notte e crea un ambiente di sonno riposante.

5. Tieni un diario sanitario:

- **Tieni traccia del tuo viaggio:** Documenta i pasti, i sintomi, l'attività fisica e l'umore in un diario. Monitorare i tuoi progressi aiuta a identificare modelli e aree di miglioramento.

- **Rifletti e aggiusta:** Rivedi regolarmente le voci del tuo diario e discutile con il tuo team sanitario per apportare le modifiche necessarie al tuo piano di gestione.

Parole di incoraggiamento

Convivere con la Polimialgia Reumatica è senza dubbio una sfida, ma è anche un'opportunità per dare priorità alla propria salute e al proprio benessere. Ricorda che non sei solo in questo viaggio. Con determinazione, supporto e le giuste strategie, puoi gestire i tuoi sintomi in modo efficace e condurre una vita appagante.

Credi nella tua forza: Possiedi la resilienza e la forza necessarie per affrontare questo viaggio. Abbi fiducia nella tua capacità di apportare cambiamenti positivi e di prendere il controllo della tua salute.

Rimani connesso: Sfrutta il potere della comunità. Connettiti con altri che condividono esperienze simili e non esitare a chiedere aiuto quando necessario.

Prendilo un po 'per volta: Gestire la PMR è una maratona, non uno sprint. Prendi ogni giorno come viene e non lasciarti scoraggiare dagli intoppi. Ogni passo avanti è un progresso.

Hai questo: Hai le conoscenze, gli strumenti e il supporto necessari per avere successo. Abbracciate questo viaggio con fiducia e ottimismo. Il tuo impegno per la tua salute aprirà la strada a un futuro più luminoso e più sano.

Elenco di controllo dei passaggi successivi

1. **Pianifica i tuoi prossimi appuntamenti medici.**

2. **Pianifica i tuoi pasti per la prossima settimana.**

3. **Inizia un diario sanitario se non l'hai già fatto.**

4. **Incorpora l'attività fisica quotidiana nella tua routine.**

5. **Pratica oggi stesso una tecnica di gestione dello stress.**

6. **Assicurati di avere un ambiente di sonno riposante.**

Questo segna la conclusione della tua guida completa sulla dieta per principianti sulla polimialgia reumatica. Ricorda, questo viaggio è unico per te e ogni passo che fai ti avvicina a una salute e un benessere migliori. Rimani motivato, rimani informato e, soprattutto, rimani positivo.

CAPITOLO 13

La sezione delle appendici fornisce materiale supplementare che supporta e migliora il contenuto principale del libro. Questa sezione include riferimenti dettagliati, risorse aggiuntive e strumenti utili per i lettori per approfondire la comprensione e la gestione della polimialgia reumatica (PMR).

Appendice A: Glossario dei termini

1. Dieta antinfiammatoria: Una dieta che include alimenti noti per ridurre l'infiammazione, come frutta, verdura, noci, semi e pesce grasso, evitando cibi pro-infiammatori.

2. Malattia autoimmune: Una condizione in cui il sistema immunitario attacca erroneamente i tessuti del corpo.

3. Corticosteroidi: Farmaci utilizzati per ridurre l'infiammazione e sopprimere il sistema immunitario, comunemente prescritti per la PMR.

4. Fiammata: Periodo durante il quale i sintomi della PMR diventano più intensi o gravi.

5. Reumatologo: Medico specializzato nella diagnosi e nel trattamento delle malattie muscoloscheletriche e delle patologie autoimmuni sistemiche.

6. Sinovia: Il rivestimento delle articolazioni che si infiamma in condizioni autoimmuni come la PMR.

Appendice B: modello di diario degli alimenti e dei sintomi campione

Data:

Pasti:

- **Colazione:**

- **Pranzo:**

- **Cena:**

- **Spuntini:**

Sintomi:

- **Rigidità mattutina:**

- **Livello del dolore (1-10):**

- **Fatica:**

Attività fisica:

Note/Osservazioni:

Appendice C: Lettura consigliata

1. "La dieta antinfiammatoria e i piani d'azione" di Dorothy Calimeris e Sondi Bruner

- Una guida pratica per ridurre l'infiammazione attraverso la dieta, con piani pasto e ricette.

2. "Mangiare antinfiammatorio reso facile" di Michelle Babb

- Una risorsa per comprendere l'impatto della dieta sull'infiammazione e consigli pratici per incorporare alimenti antinfiammatori.

3. "Il libro di ricette sull'artrite reumatoide" di Caitlin Samson

- Sebbene sia incentrato sull'artrite reumatoide, questo libro offre preziosi spunti sulla gestione dell'infiammazione attraverso la dieta.

Appendice D: Siti web utili

1. Fondazione per l'artrite

- Sito web: www.arthritis.org

- Fornisce informazioni complete sulla PMR, sulle opzioni di trattamento e sulle risorse di supporto.

2. Clinica Mayo

- Sito web: www.mayoclinic.org

- Offre informazioni mediche dettagliate sulla PMR, inclusi sintomi, cause e trattamenti.

3. Istituto Nazionale per l'artrite e le malattie muscoloscheletriche e della pelle (NIAMS)

- Sito web: www.niams.nih.gov

- Fornisce informazioni basate sulla ricerca sulla PMR e sulle condizioni correlate.

Appendice E: Informazioni di contatto del gruppo di supporto

1.Il mioPMRTeam

- Sito web: www.mypmrteam.com

- Contatto: piattaforma di supporto online con forum di discussione e supporto per i membri.

2. Comunità PMR HealthUnlocked

- Sito web: www.healthunlocked.com/pmrgcauk

- Contatto: comunità online per condividere esperienze e consigli.

3. Rete di supporto della Fondazione per l'artrite

- Sito web: www.arthritis.org/liveyes

- Contatto: gruppi e risorse di supporto locali e online.

Appendice F: Strumenti e app supplementari

1. MyFitnessPal

- Descrizione: un'app popolare per monitorare la dieta e l'esercizio fisico.

- Sito web:www.myfitnesspal.com

2. Semplice

- Descrizione: Un'app per monitorare sintomi e benessere.

- Sito web: www.sympleapp.com

3. Pasti

- Descrizione: Un'app che fornisce pianificazione dei pasti e suggerimenti di ricette su misura per le esigenze dietetiche.

- Sito web: www.mealime.com

Appendice G: esempi di lettere per visite mediche

Esempio di lettera per l'invio al medico di base:

Copia il codice

[Il tuo nome]

[Il tuo indirizzo]

[Città (*): Stato (*): CAP]

[Indirizzo e-mail]

[Numero di telefono]

[Data]

[Nome del medico]

[Indirizzo del medico]

[Città (*): Stato (*): CAP]

Gentile [nome del medico],

Scrivo per richiedere un rinvio a un reumatologo per un'ulteriore valutazione e gestione dei miei sintomi, che sono coerenti con la polimialgia reumatica. Ho avvertito dolore muscolare persistente e rigidità, in particolare alle spalle e ai fianchi, che non sono migliorati con il trattamento iniziale.

Apprezzerei la tua assistenza nell'organizzare questo rinvio e non vedo l'ora di discutere ulteriormente la questione durante il mio prossimo appuntamento.

Grazie per la vostra attenzione a questa questione.

Cordiali saluti,

[Il tuo nome]

Esempio di lettera per l'autorizzazione all'assicurazione sanitaria:

Copia il codice

[Il tuo nome]

[Il tuo indirizzo]

[Città (*): Stato (*): CAP]

[Indirizzo e-mail]

[Numero di telefono]

[Data]

[Nome della compagnia assicurativa]

[Indirizzo dell'ufficio sinistri]

Dieta per polimialgia reumatica per principianti 2024

[Città (*): Stato (*): CAP]

Oggetto: Richiesta di autorizzazione per consulenza specialistica

Caro Signore / Signora,

Le scrivo per richiedere l'autorizzazione per un consulto con un reumatologo per la valutazione e il trattamento della Polimialgia Reumatica. Il mio medico di base ha raccomandato questa consulenza specialistica a causa di sintomi persistenti e debilitanti che non hanno risposto ai trattamenti standard.

In allegato trovi la lettera di segnalazione del mio medico di base e la documentazione medica pertinente per la tua revisione. Apprezzerei la vostra pronta attenzione a questa richiesta per facilitare un'assistenza medica tempestiva.

Grazie per la vostra considerazione.

Cordiali saluti,

[Il tuo nome]

[Numero di polizza]

Appendice H: Elenco degli alimenti antinfiammatori

Frutta:

- Frutti di bosco (fragole, mirtilli, lamponi)
- Arance
- Ciliegie

Verdure:

- Verdure a foglia (spinaci, cavoli)
- Broccoli
- Peperoni

Noci e semi:

- Noci
- mandorle
- Semi di lino

Grassi sani:

- Olio d'oliva
- Avocado
- Pesci grassi (salmone, sgombro)

Cereali integrali:

- Quinoa
- riso integrale
- Avena

Erbe e spezie:

- Curcuma

- Zenzero

- Aglio

Questa sezione delle appendici è progettata per fornire ulteriore supporto e risorse per migliorare il tuo viaggio con PMR. Se ci sono strumenti o risorse specifici che vorresti vedere inclusi, faccelo sapere!

Glossario di termini

Questo glossario fornisce le definizioni dei termini e dei concetti chiave discussi in questo libro. Comprendere questi termini ti aiuterà a cogliere meglio le informazioni e ad applicarle in modo efficace per gestire la polimialgia reumatica (PMR).

Dieta antinfiammatoria: Un approccio dietetico che enfatizza gli alimenti noti per ridurre l'infiammazione, come frutta, verdura, noci, semi e pesce grasso, evitando alimenti che possono promuovere l'infiammazione.

Malattia autoimmune: Condizione in cui il sistema immunitario del corpo attacca erroneamente i propri tessuti, pensando che siano invasori stranieri.

Corticosteroidi: Classe di ormoni steroidei utilizzati per ridurre l'infiammazione e sopprimere il sistema immunitario. Comunemente prescritti per la PMR, possono alleviare significativamente i sintomi.

Tasso di sedimentazione degli eritrociti (VES): Un esame del sangue che può aiutare a rilevare l'infiammazione nel corpo. Livelli elevati possono indicare la presenza di una condizione infiammatoria come la PMR.

Fatica: Un sintomo comune della PMR caratterizzato da stanchezza persistente e mancanza di energia, spesso non alleviata dal riposo.

Fiammata: Periodo durante il quale i sintomi della PMR diventano più gravi o intensi, richiedendo spesso aggiustamenti del trattamento.

Arterite a cellule giganti (GCA): Una malattia infiammatoria dei vasi sanguigni, che spesso si verifica con la PMR, che può causare mal di testa, dolore alla mandibola e problemi alla vista. Noto anche come arterite temporale.

Sistema immunitario: Il sistema di difesa dell'organismo contro infezioni e malattie. Nelle malattie autoimmuni come la PMR, il sistema immunitario prende di mira erroneamente i tessuti del corpo.

Infiammazione: La risposta del corpo a lesioni o infezioni, che può causare arrossamento, gonfiore, dolore e calore. L'infiammazione cronica è un segno distintivo di condizioni come la PMR.

Rigidità articolare: Un sintomo comune della PMR, in particolare al mattino o dopo periodi di inattività, caratterizzato da una ridotta mobilità e fastidio alle articolazioni.

Dolore muscolare: Un sintomo chiave della PMR, spesso descritto come dolore o dolorabilità, che colpisce principalmente le spalle, il collo e i fianchi.

Farmaci antiinfiammatori non steroidei (FANS): Farmaci che aiutano a ridurre l'infiammazione e il dolore. Esempi comuni includono ibuprofene e naprossene. Sono meno comunemente usati nella PMR rispetto ai corticosteroidi.

Osteoporosi: Una condizione in cui le ossa diventano deboli e fragili. L'uso a lungo termine di corticosteroidi per la PMR può aumentare il rischio di sviluppare l'osteoporosi.

Fisioterapia: Una specialità sanitaria focalizzata sulla riabilitazione e sulla funzione fisica. La terapia fisica può aiutare a gestire i sintomi della PMR migliorando la mobilità e riducendo il dolore.

Reumatologo: Un medico specializzato nella diagnosi e nel trattamento delle malattie muscoloscheletriche e delle condizioni autoimmuni sistemiche, inclusa la PMR.

Tasso di sedimentazione (tasso Sed): Un altro termine per la velocità di eritrosedimentazione (VES), un esame del sangue utilizzato per rilevare l'infiammazione nel corpo.

Agenti risparmiatori di steroidi: Farmaci utilizzati per ridurre o eliminare la necessità di corticosteroidi nel trattamento della PMR, contribuendo a ridurre al minimo gli effetti collaterali associati all'uso di steroidi a lungo termine.

Sistemico: Colpisce l'intero corpo piuttosto che un singolo organo o parte. La PMR è una malattia infiammatoria sistemica.

Arterite temporale: Un altro termine per arterite a cellule giganti (GCA), una malattia infiammatoria che può causare gravi complicazioni come la perdita della vista se non trattata tempestivamente.

Vitamina D: Un nutriente importante per la salute delle ossa e la funzione immunitaria. I pazienti in terapia con corticosteroidi a lungo termine possono richiedere integratori di vitamina D per prevenire la perdita ossea.

Cereali integrali: Cereali che contengono l'intero chicco, compresa la crusca, il germe e l'endosperma. Gli esempi includono quinoa, riso integrale e avena. Sono consigliati in una dieta antinfiammatoria.

Questo glossario ha lo scopo di chiarire i termini utilizzati nel libro, rendendo le informazioni più accessibili e di più facile comprensione. Se incontri altri termini che necessitano di ulteriori spiegazioni, fai riferimento a questa sezione o consulta risorse aggiuntive.

Grafici di conversione e guide alle misurazioni

Misurazioni accurate sono fondamentali per preparare e cucinare con successo i pasti, soprattutto quando si seguono linee guida dietetiche specifiche. Questa sezione fornisce grafici di conversione e guide alle misurazioni per aiutarti a navigare con facilità tra ricette e piani pasto.

Conversioni di volume

Misurazione statunitense	Equivalente metrico
1 cucchiaino (cucchiaino)	5 millilitri (ml)
1 cucchiaio (cucchiaio)	15 millilitri (ml)
1 oncia fluida (fl oz)	30 millilitri (ml)
1 tazza	240 millilitri (ml)
1 pinta (pt)	480 millilitri (ml)
1 litro (qt)	960 millilitri (ml)
1 gallone (gal)	3,8 litri (L)

Conversioni di peso

Misurazione statunitense	Equivalente metrico
1 oncia (oz)	28 grammi (g)
1 libbra (libbra)	454 grammi (g)
1 libbra (libbra)	0,45 chilogrammi (kg)

Conversioni di temperatura

Fahrenheit (°F)	Celsius (°C)
32°F	0°C
50°F	10°C

Fahrenheit (°F) Celsius (°C)

68°F	20°C
86°F	30°C
104°F	40°C
122°F	50°C
140°F	60°C
158°F	70°C
176°F	80°C
194°F	90°C
212°F	100°C

Misure a secco

Misurazione statunitense	Equivalente metrico
1/8 cucchiaino	0,5 millilitri (ml)
1/4 cucchiaino	1 millilitro (ml)
1/2 cucchiaino	2,5 millilitri (ml)
1 cucchiaino	5 millilitri (ml)
1 cucchiaio	15 millilitri (ml)
1/4 tazza	60 millilitri (ml)
1/3 di tazza	80 millilitri (ml)

Misurazione statunitense	Equivalente metrico
1/2 tazza	120 millilitri (ml)
2/3 tazza	160 millilitri (ml)
3/4 tazza	180 millilitri (ml)
1 tazza	240 millilitri (ml)

Equivalenti degli ingredienti comuni

Farina:

- 1 tazza di farina 00 = 120 grammi
- 1 tazza di farina integrale = 130 grammi

Zucchero:

- 1 tazza di zucchero semolato = 200 grammi
- 1 tazza di zucchero di canna (confezionato) = 220 grammi

Burro:

- 1 panetto di burro = 1/2 tazza = 115 grammi

Miele:

- 1 tazza di miele = 340 grammi

Riferimento rapido: misure comuni della cucina

Misurazione	Equivalente
3 cucchiaini	1 cucchiaio
4 cucchiai	1/4 tazza
5 cucchiai e 1/3	1/3 di tazza

Misurazione	Equivalente
8 cucchiai	1/2 tazza
12 cucchiai	3/4 tazza
16 cucchiai	1 tazza

Guida alla temperatura del forno

Termine	Fahrenheit (°F)	Celsius (°C)
Molto bello	225°F	110°C
Freddo	250°F - 275°F	130°C - 140°C
Caldo	300°F	150°C
Moderare	325°F - 350°F	160°C - 180°C
Moderatamente caldo	375°F	190°C
Caldo	400°F - 425°F	200°C - 220°C
Molto caldo	450°F - 475°F	230°C - 240°C
Estremamente caldo	500°F	260°C

Conversioni metriche per liquidi

Misurazione metrica	Equivalente negli Stati Uniti
1 millilitro (ml)	0,034 once fluide (fl oz)
10 millilitri (ml)	2 cucchiaini (cucchiaino)
100 millilitri (ml)	3,4 once fluide (fl oz)

Misurazione metrica	Equivalente negli Stati Uniti
500 millilitri (ml)	17 once fluide (fl oz)
1 litro (l)	34 once fluide (fl oz)
1 litro (l)	4,2 tazze
1,5 litri (L)	6,3 tazze
2 litri (l)	8,5 tazze

Queste tabelle di conversione e guide alle misurazioni sono progettate per rendere la cottura e la preparazione dei pasti più semplice e precisa. Che tu stia convertendo ricette da diversi sistemi di misurazione o garantendo quantità precise di ingredienti, questi strumenti ti aiuteranno a creare pasti deliziosi e delicati sulle infiammazioni.

Riferimenti e ulteriori letture

Questa sezione fornisce un elenco di riferimenti e materiali di lettura aggiuntivi per coloro che sono interessati ad approfondire gli argomenti trattati in questo libro. Queste risorse includono studi scientifici, siti Web affidabili e libri scritti da esperti nel campo della polimialgia reumatica (PMR) e nella gestione delle malattie infiammatorie.

Libri

1. **"Lo spettro dell'infiammazione: trova i fattori scatenanti del cibo e ripristina il tuo sistema"** dal dottor Will Cole

   o Una guida completa per comprendere l'infiammazione e il suo impatto sulla salute, con strategie pratiche per ridurre l'infiammazione attraverso cambiamenti nella dieta e nello stile di vita.

2. **"La soluzione autoimmune: prevenire e invertire l'intero spettro di sintomi e malattie infiammatorie"** della dottoressa Amy Myers

   o Il dottor Myers esplora la connessione tra malattie autoimmuni e infiammazione, offrendo un approccio olistico alla gestione dei sintomi attraverso la dieta, la gestione dello stress e altri interventi sullo stile di vita.

3. **"Guarire l'artrite: la tua guida in 3 passaggi per sconfiggere l'artrite in modo naturale"** di Susan Blum, MD, MPH

   o Il Dr. Blum fornisce una tabella di marcia per affrontare le cause profonde dell'artrite e di altre condizioni infiammatorie attraverso cambiamenti nella dieta, integratori e piani di trattamento personalizzati.

Siti web

1. **Fondazione per l'artrite**

   o Sito web: www.arthritis.org

189

- o Fornisce informazioni complete su vari tipi di artrite, inclusa la PMR, opzioni di trattamento e risorse di supporto.

2. **Istituto Nazionale delle Artriti e delle Malattie Muscoloscheletriche e della Pelle (NIAMS)**

   - o Sito web: www.niams.nih.gov

   - o Offre informazioni basate sulla ricerca sulla PMR, inclusi sintomi, cause e approcci terapeutici.

3. **Clinica Mayo**

   - o Sito web: www.mayoclinic.org

   - o Fornisce informazioni mediche affidabili sulla PMR, inclusi sintomi, diagnosi e strategie di gestione.

Studi scientifici

1. **"Polimialgia reumatica e arterite a cellule giganti"**

   - o JR Oddis, et al. Giornale di medicina del New England, 2015.

   - o Questo articolo di revisione completo fornisce una panoramica dell'epidemiologia, della patogenesi, delle manifestazioni cliniche, della diagnosi e del trattamento della PMR e della ACG.

2. **"Gestione della polimialgia reumatica: una revisione sistematica"**

   - o B.L. Dejaco, et al. Annali di medicina interna, 2015.

   - o Una revisione sistematica delle prove per la gestione della PMR, compresi interventi farmacologici e non farmacologici.

3. **"Modelli alimentari e rischio di polimialgia reumatica: uno studio caso-controllo basato sulla popolazione"**

- E. Ellingjord-Dale, et al. Annali delle malattie reumatiche, 2017.

- Questo studio indaga l'associazione tra modelli alimentari e rischio di sviluppare la PMR, fornendo approfondimenti sul ruolo della dieta nella prevenzione delle malattie.

Risorse per i pazienti

1. **Il mioPMRTeam**

   - Sito web: www.mypmrteam.com

   - Piattaforma di supporto online per le persone che vivono con la PMR, che offre forum della comunità, supporto ai membri ed esperienze condivise.

2. **PMR-GCA Regno Unito**

   - Sito web: www.pmrgca.org.uk

   - Fornisce informazioni e supporto alle persone nel Regno Unito affette da PMR e arterite a cellule giganti (GCA).

3. **Comunità della Fondazione per l'artrite**

   - Sito web: www.arthritis.org/community

   - Offre una varietà di forum online e gruppi di supporto per persone che vivono con l'artrite, inclusa la PMR.

Queste risorse costituiscono un prezioso supplemento alle informazioni fornite in questo libro, offrendo un patrimonio di conoscenze e supporto a coloro che affrontano le sfide della gestione della PMR. Che tu stia cercando studi scientifici, consigli pratici o supporto da parte della comunità, questi riferimenti e ulteriori materiali di lettura possono aiutarti a guidarti nel tuo viaggio verso una salute migliore.

* 9 7 9 8 3 2 7 4 7 1 5 0 4 *